Günter Harnisch

Endlich gut drauf!

Wie Sie Ihre Glücksgefühle
natürlich anregen –
für mehr Lebensfreude,
Wohlbefinden und Energie

Haben Sie Fragen an den Autor?
Anregungen zum Buch?
Erfahrungen, die Sie mit anderen teilen möchten?

Nutzen Sie unser Internetforum:
www.mankau-verlag.de

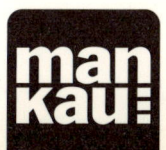

Bibliografische Information der Deutschen Nationalbibliothek
Die Deutsche Nationalbibliothek verzeichnet diese Publikation in der
Deutschen Nationalbibliografie; detaillierte bibliografische Daten sind im
Internet über http://dnb.d-nb.de abrufbar.

Günter Harnisch
Endlich gut drauf!
Wie Sie Ihre Glücksgefühle natürlich anregen –
für mehr Lebensfreude, Wohlbefinden und Energie
1. Auflage 2014
ISBN 978-3-86374-172-3

Mankau Verlag GmbH
Postfach 13 22, D – 82413 Murnau a. Staffelsee
Im Netz: www.mankau-verlag.de
Internetforum: www.mankau-verlag.de/forum

Lektorat: Julia Feldbaum, Augsburg
Endkorrektorat: Susanne Langer M. A., Traunstein
Umschlag: Andrea Barth, Guter Punkt GmbH & Co. KG, München
Layout Innenteil: Sebastian Herzig, Mankau Verlag GmbH
Grafiken S. 61: Thomas Pelletier, Saarbrücken
Energ. Beratung: Gerhard Albustin, Raum & Form, Winhöring

Druck: Druckerei C. H. Beck, Nördlingen

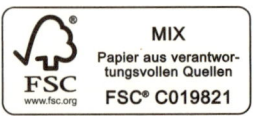

Inhalt

Einführung 7

Kapitel 1: Serotoninmangel und seine Folgen 13
Botenstoffe im Gehirn sorgen für unser Wohlbefinden 14
Gründe für einen zu niedrigen Serotoninspiegel 15
Bessere Übertragung von Nervensignalen 16
Das Serotoninmangelsyndrom:
    ein spät erkanntes Krankheitsbild 17
Stress verhindert Glück 18
Stress und Reizüberflutung 19
Schadstoffe aus Nahrung und Umwelt 21
Schwermetallbelastung im Körper 23

Kapitel 2: Glücksnahrung 27
Wohlfühlhormone aus der Inkanahrung:
    Amaranth und Quinoa 28
Quinoa: eine der ältesten Kulturpflanzen der Menschheit 30
Amaranth: optimaler Gefäßschutz und Radikalenfänger 31
Wie wirkt die Inkakost? 32
Abnehmen ohne Jo-Jo-Effekt 35
Andere serotoninsteigernde Nahrungsmittel 36

Kapitel 3: Glück aus der Tasse 39
Griechisches Eisenkraut: ein Naturmittel 40
Alles begann mit einer Fernsehsendung 42
Positive Wirkung auf die Nerven 45
Erste Fallstudien zur Wirkung 46
Griechisches Eisenkraut kann noch mehr 47

Kapitel 4: Glücksimpulse über die Haut 51
Selbstheilung mit der Akupressurmatte 52
Die Ursprünge der Nadelmatte 55

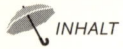

Wie sieht eine Akupressurmatte aus? 56
Was die Matte kann: von Heilung bis Beauty 57
Wie die Matte wirkt 60
Weitere Anwendungsmöglichkeiten 62
Glück auf Fingerdruck 63

Kapitel 5: Glück durch Licht, Ruhe und Bewegung 65
Bewegung und Sonnenlicht fördern die Glücksfähigkeit 66
Die Wirkung des Sonnenlichts 67
Leben ist Bewegung 70
Gut schlafen 82

Kapitel 6: Sich glücklich denken 87
Ein einfacher Test: Wie glücksfähig sind Sie? 89
Glück kann man lernen 95
Glück stärkt die Gesundheit 95
Wo leben die Menschen am glücklichsten? 97
Das wollte ich immer schon machen! 97
Eine Frage der Sichtweise 98
Sich an den kleinen Dingen freuen 101
Begeisterung ist die beste Nahrung fürs Gehirn 101
Glücksfähigkeit in der Erziehung fördern 103
Glückliche Menschen leben selbstbestimmt:
     biografische Beispiele 106

Schluss 111

Anhang 113
Zum Autor 114
Literaturangaben 115
Anmerkungen/Fußnoten 122
Stichwortregister 124

Einführung

Gute Laune, Ausgeglichenheit und Schmerzfreiheit hängen von der Menge der im Organismus verfügbaren Glücksbotenstoffe ab. Entwickelt aufgrund neuer Erkenntnisse aus der Neurobiologie, stellt dieses Buch ein Glücksprogramm auf vier Säulen vor, mit dessen Hilfe es gelingt, reichlich Wohlbefinden mit allen Sinnen aufzunehmen. Jede Säule trägt über unterschiedliche Sinne zur Lebensfreude bei. Glück entsteht dabei auf dem Weg über die Nahrungsaufnahme, über Hautreize, über Bewegung und über unser Denken. Glücksfähigkeit lässt sich sowohl aus einer speziellen Ernährung gewinnen als auch aus der Serotonin steigernden Wirkung einer seit alter Zeit bekannten, jetzt wiederentdeckten Heilpflanze. Selbst moderne Hilfen kommen zum Einsatz, und nicht zuletzt sind es Sonne, Ruhe, Licht und die Kraft der eigenen Gedanken, die zu deutlich mehr Glücksfähigkeit führen. Ganz nebenbei kann man auf diese Weise dauerhaft sein ideales Gewicht erreichen, weil sich das Hungergefühl deutlich verringert. Glückliche Menschen leben gesünder und Gesunde fühlen sich glücklicher.

Das Buch greift auf altes, neu entdecktes Erfahrungswissen aus unterschiedlichen Kulturen zurück, mit dem sich die Glücksfähigkeit spürbar und messbar erhöhen lässt. Wie bei den überlieferten Heilmethoden üblich, von Hippokrates bis zur traditionellen chinesischen Medizin, stellt das Glücksprogramm den Menschen wieder in den Mittelpunkt. Damit erfüllt es ein Grundanliegen des bekannten Schulmediziners Professor Dr. Dietrich Grönemeyer (Universität Witten-

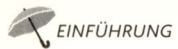

Herdecke), der fordert: „Wir entdecken heute immer mehr Grundstoffe in der Natur, die uns dienlich sein können. Wir sollten traditionelles Wissen nutzen, um neue Verfahren zu entwickeln."[1] Jeder Mensch trägt selbst Verantwortung für seinen Körper und seine Gesundheit. Für die Naturheilkunde gilt dabei nichts anderes als für die Schulmedizin: Das heilende Ergebnis muss nachweisbar und wiederholbar sein, selbst wenn die Wirkungsweise – wie bei einzelnen der hier vorgestellten Methoden – noch nicht bis ins letzte Detail erklärbar sein mag. Entscheidend ist das Ergebnis. Wer heilt, hat recht.

Was Glück objektiv ist, lässt sich nur schwer definieren. Glück bedeutet für jeden Menschen etwas anderes. Dazu gehört langfristig ganz sicher: lieben und geliebt werden. Gesund sein. Keine finanziellen Sorgen haben. Gelassen und entspannt sein, auch wenn etwas gerade nicht so gut läuft. Über irgendeiner Tätigkeit, ganz gleich ob Hobby oder Beruf, die Zeit vergessen, das Gefühl haben, genau das Richtige zu tun. Natürlich gibt es auch das kleine Glück des Augenblicks: nach einer Bergwanderung auf dem Gipfel zu stehen, auf einer Wiese zu liegen und in den Himmel zu blinzeln, sich im Wasser treiben zu lassen oder in einem Straßencafé einen Eisbecher vor sich zu haben, zu lachen und sich mit Freunden zusammen zu freuen. Wer in der Lage ist, Freude, Ausgelassenheit oder innere Ruhe zu genießen, der lebt meist auch in Einklang mit seinem Körper. Er ist glücksfähig. Sein Körper bereitet ihm keine Beschwerden, sondern fühlt sich wohlig an und trägt zum Körperglück bei.

Patch Adams, der bekannte US-amerikanische Arzt und Clown, behauptet: „Glück ist ein revolutionärer Akt." Ein sperriger Satz, der diesem Buch als Motto vorangestellt werden soll. Bei näherem Hinsehen zeigt sich in der Tat: Wo das

Glück sich niederlässt, dort herrscht Revolution. Kein Stein bleibt auf dem anderen. Das Unterste kehrt sich nach oben, und was oben war, findet sich zuunterst wieder. Das Glück stellt Menschen vom Kopf auf die Füße oder von den Füßen auf den Kopf. Nichts bleibt, wie es war. Oft schmerzt die Veränderung. Wachstumsschmerz. Glück ist kein Gesäusel, sondern ein Gefühl voll Kraft, erschüttert, geschüttelt, von Grund auf umgekrempelt zu werden. Ein Stück unserer ursprünglichen Wildheit begegnet uns darin. Man muss nur bereit sein, sich auf diese Revolution einzulassen, aus dem alten Trott auszubrechen.

Jede der vier Säulen, auf denen dieses Buch gründet, zeigt einen Weg zum Glück. Daran ist an sich nichts grundsätzlich Neues. Schon Pfarrer Sebastian Kneipp stellte sein umfassendes Gesundheitsprogramm auf vier Säulen. Neu ist die inhaltliche Beschaffenheit der vier Pfeiler des Glücksprogramms, das Sie in diesem Buch kennenlernen. Jede der vier Säulen ist für sich allein tragfähig. Jeder der dargestellten vier Schritte wirkt einzeln für sich. Doch alle zusammen angewandt verstärken die Glückswirkung um ein Vielfaches. Das Ganze ist (wieder einmal) mehr als die Summe seiner Einzelteile.

Konkret bedeutet das: Jedes der vier Programme können Sie unabhängig von den anderen lesen und anwenden. Mit jedem der vier Programme nähern Sie sich dem Glück auf einem anderen Weg. Den größten Fortschritt beim Entfalten Ihrer persönlichen Glücksfähigkeit werden Sie allerdings erzielen, wenn Sie alle vier Säulen nutzen. Das muss nicht alles zur gleichen Zeit geschehen, sondern ebenso sinnvoll ist es, die Kraft der einzelnen Säulen in zeitlichem Abstand nacheinander zu entdecken. Entwicklung braucht Zeit, beim Gärtnern ebenso wie bei menschlichem Wachstum. Das Gras wächst nicht schneller, wenn man an den Halmen zieht.

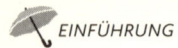

Geben Sie sich Zeit! Entscheidend für den Erfolg ist letztlich, was Sie von den Inhalten dieses Buchs in Ihr eigenes Leben hineinnehmen. Konsequenz ist dabei hilfreich, die Bereitschaft, die eine oder andere eingefahrene Gewohnheit über Bord zu werfen, Neues auszuprobieren. Suchen Sie sich am besten die Methode aus, die Ihnen persönlich am meisten zusagt. Dann werden Sie am ehesten bereit sein, sie dauerhaft beizubehalten und fest in Ihrem Leben zu verankern. Der Erfolg wird sich so am schnellsten zeigen. Und er motiviert am stärksten, auf dem eingeschlagenen Weg weiterzugehen.

Ich wünsche Ihnen viel Erfolg auf Ihrem Weg zum Glück!

Dr. Günter Harnisch
Warendorf/Wangerooge, im Sommer 2014

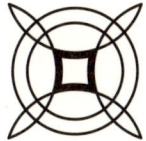

Kapitel 1: Serotoninmangel und seine Folgen

Die Fähigkeit, Glück zu empfinden, hängt von einer ganzen Reihe unterschiedlicher Umstände ab: von unserem Denken ebenso wie von unserem Fühlen und von unserem körperlichen Zustand.

Wer krank ist und unter Schmerzen leidet, wird sich schwerer damit tun, Glück zu empfinden, als jemand, der sich fit und gesund und rundum pudelwohl fühlt.

Glück entsteht, wenn eine Reihe bestimmter Botenstoffe im Gehirn reichlich verfügbar sind. Diese Erklärung mag reduziert und mechanistisch klingen. Aber die Ergebnisse der modernen Hirnforschung sind so, und man kann eine Menge damit anfangen, um mehr Glück in das eigene Leben hineinzuholen.

Botenstoffe im Gehirn sorgen für unser Wohlbefinden

Unsere seelisch-geistigen Funktionen werden maßgeblich durch biochemische Vorgänge bestimmt. Daran besteht heute kein Zweifel mehr. Erforscht worden sind bislang vor allem die Wirkungen von Serotonin auf das zentrale Nervensystem: Im Gehirnstoffwechsel wirkt dieser Botenstoff günstig auf das Erinnerungs- und Lernvermögen, auf die Appetitkontrolle, gegen Essstörungen, Zwangs- und Suchtverhalten oder Angst- und Panikattacken. Serotonin schafft psychische Stabilität, erhöht die Stresstoleranz und sorgt für erholsamen Schlaf. Außerdem reguliert dieser Botenstoff die Konzentration und die Merkfähigkeit. Er führt zu ruhigem, ausgeglichenem Verhalten. Besteht ein Mangel an Serotonin, so sind Kinder z.B. ängstlicher, zappeliger, stressempfindlicher. Häufig gehören sie zu den typischen Prüfungsversagern. Bei Menschen mit Depressionen liegt der Serotoninspiegel im Blut nachweislich um bis zu 50 Prozent niedriger als bei Gesunden.

Neue Ergebnisse aus der Serotoninforschung zeigen, dass bei Frauen nach dem Eisprung der Serotoninspiegel allmählich und kurz vor der Regel sogar stark abfallen kann. Als Folge davon treten Überempfindlichkeit, Stimmungsschwankungen, depressive Stimmungen und Reizbarkeit auf. Auch starke Essgelüste, Putzwut und andere Zwangsstörungen wie Kaufrausch oder Kleptomanie deuten in dieser Zeit auf einen niedrigen Serotoninspiegel hin. Ist zu wenig Serotonin verfügbar, so erhöht sich die Schmerzempfindlichkeit. Die Blutgefäße im Kopf und im Becken neigen dann dazu, sich zu verkrampfen. Das ist beispielsweise bei Migräne, Spannungs-kopfschmerz, aber auch bei Beschwerden vor der Monatsregel häufig der Fall.[2]

Gründe für einen zu niedrigen Serotoninspiegel

Wodurch entsteht ein zu niedriger Serotoninpegel? Über einen längeren Zeitraum hinweg bestehende familiäre oder berufliche Stressbelastungen können dazu führen, dass viel von dem Botenstoff verbraucht wird. Der Serotoninspiegel sinkt offenbar auch mit fortschreitendem Lebensalter. Und schließlich hängt er von der Ernährung ab. Kohlenhydrate können helfen, die Nerven zu beruhigen. Aus diesem Grunde essen Menschen, die zu Depressionen neigen, in den dunk-leren Wintermonaten mehr Süßigkeiten und mehr Kohlen-hydrate als im Sommer. In der Jahreszeit des helleren Lichts befindet sich der Serotoninspiegel auf einem höheren Niveau. Ein hoher Serotoninspiegel senkt den Appetit und stärkt das Sättigungsgefühl. Besteht Serotoninmangel, so fühlen sich die Betroffenen dauernd hungrig. Sie leiden unter Heißhun-ger. Eine Untersuchung mit 294 Übergewichtigen ergab, dass dicke Menschen einen um die Hälfte niedrigeren Serotonin-spiegel hatten. Auch bei anderen Essstörungen wie Ess- und Brechsucht (Bulimie) oder Magersucht (Anorexie) zeigte sich ein deutlicher Serotoninmangel.

Mehrere klinische Studien weisen nach, dass Serotonin selbst den Schlaf- und Wachzustand kontrolliert. Ohne Serotonin kann man nicht einschlafen. Erst wenn jemand schon eine halbe Stunde geschlafen hat, bildet der Körper aus dem vorhandenen Serotonin in der Zirbeldrüse das Schlafhormon Melatonin, das für mehr Tiefschlaf sorgt.[3]

Bessere Übertragung von Nervensignalen

Jede Information – sei es ein Bild, das unser Auge sieht, ein Schmerzreiz oder der Duft von Blumen – wird innerhalb von tausendstel Sekunden über Nervenzellen in das Gehirn weitergeleitet. Dabei muss die Information von einer Nervenzelle auf die andere übertragen werden, denn die Nervenzellen sind nicht direkt, sozusagen nahtlos, miteinander verbunden. Zwischen ihnen ist ein nur etwa 20 bis 30 tausendstel Millimeter breiter Spalt.

Die Übertragung einer elektrischen Information über diesen Spalt hinweg erfolgt mithilfe sogenannter Neurotransmitter, also biochemischer Botenstoffe, die Reize von einer Nervenzelle zur anderen transportieren. Ort des Geschehens sind dabei die Synapsen (siehe Abbildung Seite 17) als spezielle Kontaktstellen, über die die Nervenzellen miteinander in Verbindung stehen.

Die synaptische Übertragung von Nervensignalen ist entscheidend für alle Funktionen des Körpers und der Psyche, für Lernen und Gedächtnis, für Bewegung und Erholung, für Stoffwechsel und Organfunktionen. Serotonin spielt hierbei eine entscheidende Rolle.

Bei Alzheimerdemenz und den vielfältigen Erkrankungen des sogenannten Serotoninmangelsyndroms liegt eine Störung der Übertragung von Nervensignalen vor.

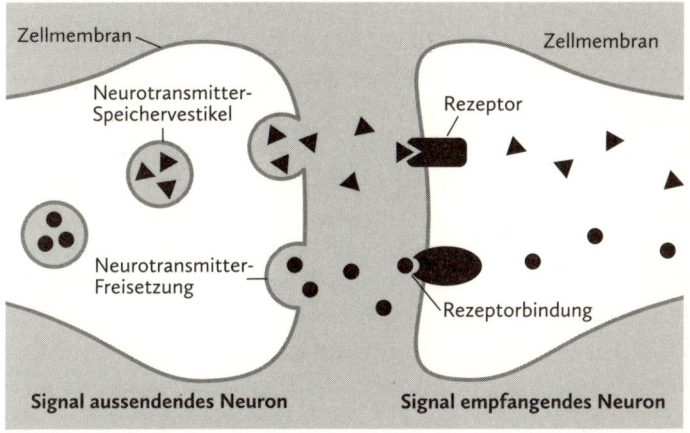

Synapsenendknöpfchen bei der Freisetzung von Neurotransmittern

Das Serotoninmangelsyndrom: ein spät erkanntes Krankheitsbild

In den 80er-Jahren des vergangenen Jahrhunderts begann in den USA die Serotoninforschung, die zu einem völlig neuen Blickwinkel auf ein ganzes Bündel unterschiedlicher Krankheiten führte, zwischen denen bis dahin ein Zusammenhang nicht ohne Weiteres erkennbar war. Der Verdacht entstand, dass verschiedene Gesundheitsstörungen letztlich nur Symptome ein und derselben Grunderkrankung sind: des Serotoninmangels. Diesem Verdacht ging eine deutsch-schweizerische Forschergruppe der Universitätsklinik Basel nach und fand ihn komplett bestätigt. Sie fasste alle Krankheiten, die auf einer Störung der Neurotransmitterfunktion beruhen, zu einem Bündel zusammen. Diesem Krankheitspaket gaben die Forscher den Namen „Serotoninmangelsyndrom".

Stress verhindert Glück

Wenn Menschen sich plötzlich einer Gefahr ausgesetzt sehen, mobilisiert ihr Körper sofort alle Kräfte, um der Angst auslösenden Situation zu begegnen und zu fliehen oder sich der Problematik zu stellen (fight oder flight – Kampf oder Flucht). Das geschieht auf diese Weise seit Menschengedenken. Das Gehirn nimmt die Gefahr über die Sinnesorgane wahr und schüttet vor allem den Botenstoff Adrenalin aus. So aktiviert der Körper alles, was für Kampf oder Flucht notwendig ist: Die Muskeln werden angespannt, die Adern verengen sich, damit im Falle einer Verletzung möglichst wenig Blutverlust eintritt. Das Immunsystem gerät in höchste Alarmbereitschaft, um möglichen Infektionen entgegenzuwirken. Endorphine setzen die Schmerzgrenze herauf, sodass man bei frischen Verletzungen zunächst oft überhaupt keinen oder nur geringen Schmerz empfindet. Kurz gesagt: Der ganze Organismus läuft auf Hochtouren.

Das alles sind biologisch sinnvolle Schutzreaktionen. Nur: Bleibt der Körper infolge von Dauerstress, dem die Menschen heute verstärkt besonders in seelischer Hinsicht ausgesetzt sind, ständig in Alarmbereitschaft, so kann er sich nicht mehr entspannen. Bei zu wenig Stressabbau durch Bewegung lagern sich die mobilisierten Blutfette dann in den Adern ab und führen auf lange Sicht zu typischen Zivilisationskrankheiten wie Herzinfarkt, Schlaganfall und Arterienverkalkung.

Deshalb ist es so notwendig, regelmäßig für wirksame Entspannung zu sorgen und auf diesem Weg möglichst viel Glücksbotenstoffe zu aktivieren, denn sie sind die Gegenspieler der Stresshormone und können Stressfolgen verhindern.

Stress und Reizüberflutung

Ständiger Stress, Unruhe in der gesamten Lebensführung, ständige Berieselung durch Fernsehen und Radio, Verkehrslärm, berufliche Überforderungen, Kummer, negatives Denken, Hetze, Termindruck, Angst und Aufregungen schaden der Gesundheit ungemein.

Nach neueren wissenschaftlichen Untersuchungen leidet heute rund ein Drittel aller Kinder und Jugendlichen unter psychosomatischen Krankheitsbeschwerden. Vor allem Mädchen sind betroffen. Sie klagen über Allergien, Asthma, Bronchitis, Hautausschläge und Neurodermitis. Verantwortlich sind längst nicht nur die Schadstoffe aus dem Lebensumfeld. Ursachen sind Stress durch massive Reizüberflutung – nicht nur, aber auch durch die modernen Massenmedien – und Überforderung durch von den Eltern ausgeübten Leistungsdruck. Auch leiden die Kinder häufig unter den Beziehungskrisen der Eltern. „Der Körper sucht sich zur Gegenwehr ein Ventil und findet es in allen möglichen Krankheiten" – so der bekannte Bielefelder Gesundheits- und Jugendforscher Professor Klaus Hurrelmann. Jedes vierte Kind leidet heute bereits im Grundschulalter an Depressionen.[4]

Unsere Gesellschaft lebt immer schneller, wir alle sind gezwungen, unseren Alltag auf der Überholspur zu verbringen. Überall versucht man, noch mehr Zeit herauszuholen – am Arbeitsplatz, aber immer mehr inzwischen auch im Privatleben. Man schläft kürzer, man isst schneller. Selbst das Duschen passiert in aller Eile. Trend-Forscher kommen zu dem Ergebnis, die Generation der sogenannten Netzwerkkinder (damit sind die ab 1980 Geborenen gemeint) sei bereits daran gewöhnt, mehrere Dinge gleichzeitig zu tun. Ruft man heute in einer Firma an, so geschieht es nicht selten, dass der

Gesprächspartner zugleich noch ein Gespräch auf einer anderen Leitung führt und seine Aufmerksamkeit zwischen beiden teilt. Um Zeit zu sparen, trinken heute viele Menschen bereits ihren Kaffee (schon der Name „to go" sagt alles) auf dem Weg zur U-Bahn. Sie verfolgen die neuesten Nachrichten beim Training im Fitnessstudio und telefonieren beim Fernsehen. Nach Umfragen essen und unterhalten sich 24 Prozent der Deutschen vor ihrem Fernsehgerät. Acht Prozent schlafen sogar, während Fernsehsendungen weiterlaufen.

Multitasking lautet das Fachwort für diesen durchaus umstrittenen Lebensstil. „Multitasking macht krank", warnen inzwischen Forscher aus den USA. Sie verweisen auf deutliche Aufmerksamkeitsdefizite bei den Untersuchten. Die ständige Überdosis an Informationen aufgrund moderner Technologien führt zu verkürzten Aufmerksamkeitsspannen. Sogar Probleme mit dem Kurzzeitgedächtnis können durch die ständige Reizüberflutung entstehen. Offenbar gibt es Unterschiede in den Reaktionen. Die US-Wissenschaftlerin Carol Kallendorf geht davon aus, dass extravertierte Menschen sich durch „Multitasking" eher auf Hochtouren gebracht fühlen. Introvertierte klagen dagegen, sie könnten sich nicht mehr auf eine Aufgabe konzentrieren. Alle Energien würden aufgezehrt. Bei ihnen kommt es gehäuft zu psychischen Störungen, wie Schlafproblemen oder Depressionen.

Allerdings scheint zum Multitasking in den letzten Jahren auch eine Gegenbewegung zu entstehen. Mehr Stress versuchen die Menschen durch mehr Wellness auszugleichen. Wellness ist so gesehen ein Versuch, Zeit zurückzugewinnen. Wir sollten uns alle Mühe geben, wo immer es möglich ist, unser Leben zu entschleunigen und uns mehr Gelassenheit anzutrainieren.

Schadstoffe aus Nahrung und Umwelt

Nach Untersuchungen der Weltgesundheitsorganisation WHO haben rund achtzig Prozent aller chronischen Erkrankungen einen Bezug zu Umweltbelastungen.

Einzelnen Schadstoffen kann unser Organismus noch durch Anpassung begegnen. Doch wenn ihre Zahl sich vervielfacht, ist er irgendwann überfordert. Wie ein Fass, das plötzlich überläuft, reagiert er dann mit heftigen Alarmsignalen. Vorher dagegen schien doch alles in Ordnung zu sein. Krankheitssymptome waren nicht spürbar. Umso unbegreiflicher sind für die Betroffenen diese ungewohnten Krankheitsreaktionen ihres Körpers.

Chemische Substanzen, Hormone, Antibiotika, Rückstände von Medikamenten, Säuren und chemische Verbindungen, die in der Natur nicht vorkommen, gelangen heute über die Ausscheidungen der Menschen in die Kanalisation und schließlich ins Grundwasser. Sie finden sich inzwischen in Flüssen, Seen und Meeren. Hormonrückstände von Antibabypillen entdeckt man im Trinkwasser und im Grundwasser selbst in der Antarktis. Antibiotika und Hormone gelangen auf dem Weg über die Nahrungskette in das Fleisch auf unserem Teller. Schwermetalle und Dioxin finden sich im Fisch wieder, selbst in Gemüse und Salat.

Wir sind in unserem Lebensraum immer mehr hoch- und niederfrequenten Strahlungen ausgesetzt. Der ständig zunehmende Elektrosmog durch Strom und immer mehr Funk- und Fernsehwellen, Mobiltelefone, Satellitenfunk, sich ständig weiter ausbreitende Radarsysteme, die zunehmende Belastung durch Gifte in Umwelt und Nahrung sowie durch erhöhte Radioaktivität schädigen unseren Organismus in seiner Abwehrfähigkeit deutlich.

Inzwischen gibt es mehrere wissenschaftliche Untersuchungen, die gehäuft Krebserkrankungen bei Menschen gefunden haben, welche in der Nähe von Hochspannungsleitungen oder von Elektroleitungen der Eisenbahnlinien wohnen. Gerichte haben in ihren Entscheidungen solche Zusammenhänge ebenfalls seit Langem anerkannt.[5]

Radiowecker, Fernseher im Schlafzimmer und andere niederfrequente Stromquellen erhöhen den Elektrosmog, der uns ohnehin beinahe unausweichlich umgibt. Die hochfrequenten Strahlungen, die von Mikrowellengeräten ausgehen, wirken extrem störend auf unseren Organismus. Schon 1980 stellte das Deutsche Bundesamt für Strahlenschutz fest, dass durch Mikrowellen die Enzyme und enzymatischen Prozesse verändert, die Hormone der Schilddrüse und der Nebennierenrinde negativ beeinflusst und die Zusammensetzung, Funktion und Konzentration von Blutbestandteilen verändert werden.

Jede einzelne dieser Belastungen wäre vielleicht noch hinnehmbar. Aber die explosionsartige Vermehrung von schädlichen Strahlungen durch Mobilfunk, Richtfunk, Handys, Radar, Radio, Fernsehen, Satelliten-, Richtfunk- und Haustelefonanlagen hat in den letzten zwei Jahrzehnten in ihrem Zusammenwirken zu einer massiven Gesundheitsbelastung geführt. Die grundlegenden natürlichen Lebensgesetze der Menschen werden verletzt, und – was am schlimmsten ist – die zahllosen kranken, depressiven, erschöpften und verzweifelten Menschen können sich nur schwer angemessen dagegen wehren. Doch wenn man sich heilen will, führt kein Weg daran vorbei, selbst die Verantwortung für die eigene Gesundheit zu übernehmen und etwas zu tun.

Hinzu kommen falsche Ernährungsgewohnheiten mit zu viel Zucker, Weißmehl, Fleisch und tierischen Fetten und zu viel Alkohol. Dagegen ernährten sich die Menschen früher weit gesünder. Zucker und Weißmehl galten als Luxusgüter. Und die Möglichkeiten, Nahrungsmittel zu konservieren, waren begrenzt.

Heute ernähren sich viele Menschen überwiegend von Fast Food, besonders Jugendliche. Fettleibigkeit von Kindern entwickelt sich inzwischen zu einem Gesundheitsproblem ersten Ranges. Ähnlich steht es um die Fettleibigkeit der Erwachsenen. In New York sind bereits mehr als die Hälfte der Erwachsenen fettleibig. Bei uns bringen inzwischen 66 Prozent aller Männer und rund 51 Prozent aller Frauen Übergewicht auf die Waage.[6] Dadurch erhöht sich das Risiko von Herzkrankheiten, Diabetes, Krebs und Schlaganfall. Aber auch Asthma, Arthritis, das Aufmerksamkeitsdefizit-Syndrom, Lern- und emotionale Probleme, vorzeitige geistige Erschöpfung und weitere gesundheitliche Beeinträchtigungen treten verstärkt auf.

Schwermetallbelastung im Körper

Schwermetalle wirken nicht nur auf den Körper, sondern sie verändern die gesamte Persönlichkeit des Menschen. Sie beeinflussen unser Fühlen, Denken und unser Verhalten. Sie verändern die Leitfähigkeit der Nervenzellen und des Gewebes. Damit verändert sich der ganze Mensch. Er wird depressiv, aggressiv, überdreht, hysterisch, egozentriert, autistisch, auf sich selbst bezogen. Quecksilber und andere Schwermetalle sind an der bedrohlich anwachsenden Zahl von Verhaltensauffälligkeiten bei Kindern beteiligt. Hyperaktivität, Autismus, Depression, Schlafstörungen, Aggressivität gab es zwar auch vor der Giftbelastung in der modernen Gesellschaft, aber längst nicht in einem so bedrohlichen Ausmaß wie in der jüngsten Zeit.

Eine Schweizer Studiengruppe fand bereits Mitte des 20. Jahrhunderts heraus, dass Menschen, die in unmittelbarer Nähe von verkehrsreichen Durchgangsstraßen wohnen, nicht nur eine rund siebenfach höhere Krebssterblichkeit aufwiesen als Bewohner verkehrsferner Gebiete. Gleichzeitig fand man ein verstärktes Vorkommen nervöser Störungen, wie Kopfschmerzen, Müdigkeit, Magen-Darm-Beschwerden, Depressionen und Medikamentenmissbrauch. Die Forscher um Dr. Walter Blumer gehen davon aus, dass diese auffallenden Ergebnisse mit den hohen Autoabgaswerten in der Nähe der Hauptstraßen zusammenhängen.[7]

Diese vielfältige Zufuhr an Schadstoffen insgesamt stört das empfindliche hormonelle Gleichgewicht in unserem Organismus. Sie begünstigt einen übermäßigen Verbrauch des körpereigenen Serotoninvorrats und führt zu Serotoninmangelerscheinungen. Vielen Schadstoffen, denen wir heute in unserem Lebensumfeld ausgesetzt sind, können wir uns nicht mehr entziehen. Umso mehr Grund besteht, Veränderungen in unserem Leben dort durchzuführen, wo sie noch möglich sind.

Hier folgt zunächst ein kleiner Test, mit dem Sie feststellen können, ob Sie möglicherweise unter Serotoninmangelerscheinungen leiden und welchen erhöhten Risiken Sie ausgesetzt sind, die zu einem Serotoninmangel führen können.

Aus dem Ergebnis dieses Tests erhalten Sie vielleicht schon erste konkrete Hinweise, wo Sie am besten mit Veränderungen in Ihren Lebensgewohnheiten, in Ihrem Lebensumfeld oder Ihrer Ernährung ansetzen können, um dem Glück mehr Raum in Ihrem Leben zu geben.

Konkrete Tipps:
Selbstdiagnose bei Serotoninmangel

Wenn Sie wissen möchten, ob es bei Ihnen Anzeichen gibt, die auf einen Serotoninmangel hinweisen, so beantworten Sie bitte einfach für sich die Fragen des folgenden kleinen Tests:

→ Lässt Ihr Gedächtnis Sie in letzter Zeit öfters im Stich?

→ Leiden Sie unter Essstörungen oder plötzlichem Heißhunger, z.B. auf Schokolade?

→ Schlafen Sie schlecht?

→ Schwankt Ihre Stimmung häufig einmal ohne ersichtlichen Grund?

→ Leiden Sie öfters unter düsteren Stimmungen?

→ Neigen Sie zu Spannungskopfschmerzen, Migräne oder Gefäßverkrampfungen?

→ Leiden Sie unter Putzwut oder anderen Zwangsstörungen?

→ Fühlen Sie sich in Ihrem beruflichen oder privaten Umfeld oft gestresst?

→ Leiden Sie oft unter Unruhe oder Nervosität?

→ Fällt es Ihnen immer wieder schwer, sich zu entspannen und zur Ruhe zu kommen?

→ Essen Sie meist Fast Food, reichlich Zucker und Weißmehl?

→ Trinken Sie regelmäßig mehrere Gläser Alkohol am Abend?

Je mehr Fragen Sie mit Ja beantwortet haben, umso mehr Anhaltspunkte gibt es dafür, dass bei Ihnen ein Serotoninmangel vorliegt.

Der Mangel an Glücksbotenstoffen lässt sich meist auf natürliche Weise ausgleichen – noch immer. Wie das möglich ist, erfahren Sie in den folgenden Kapiteln dieses Buches.

Kapitel 2: Glücksnahrung

„Der Arzt der Zukunft wird nicht durch Pillen und Skalpell heilen, sondern durch Verordnen der richtigen Ernährung."
Thomas Alva Edison, US-amerikanischer Erfinder und Unternehmer, 1847–1931

Glücksempfindungen lassen sich zu großen Teilen durch die Ernährungsweise steuern. In diesem Kapitel erfahren Sie, wie Sie durch die richtigen pflanzlichen Nahrungsmittel den Serotoninspiegel anheben und so Ihre Glücksfähigkeit deutlich erhöhen können.

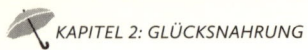

Wohlfühlhormone aus der Inkanahrung: Amaranth und Quinoa

Wir könnten weit glücklicher, erfolgreicher und zufriedener sein, als wir tatsächlich sind. Schon durch ein paar leichte Veränderungen unserer gewohnten Lebensweise lässt sich viel verborgenes Glückspotenzial erschließen.

Ein Geheimnis liegt in der besonderen Art, sich zu ernähren: Inkakost aus den Getreidesorten Amaranth und Quinoa versorgt den Körper ganzheitlich und transportiert reichlich Glücksbotenstoffe ins Gehirn, weit mehr als jede herkömmliche Ernährung. Vor allem regt sie das Wohlfühlhormon Serotonin an und bringt uns so körperlich, geistig und psychisch in Topform. Die Stresstoleranz wächst. Das Denken gestaltet sich flexibel und kreativ. Der Altersverschleiß lässt sich stoppen, oft sogar umkehren. Und nebenbei kann man mit der Inkakost auch noch abnehmen – ohne Verzicht und ohne Jo-Jo-Effekt.

Die körpereigenen Serotoninspeicher auffüllen

Die Inkakost diente den Einwohnern Südamerikas Jahrhunderte lang als Hauptnahrungsquelle. Quinoa und Amaranth sind als wesentliche Bestandteile darin enthalten: wichtige Pflanzenstoffe, die den Inkas heilig waren. Es müssen besondere Pflanzen gewesen sein, in denen man göttliche Eigenschaften und Kräfte erkannte.

Sie stehen uns noch heute zur Verfügung, werden in Südamerika von der einheimischen Bevölkerung sogar wieder verstärkt (biologisch) angebaut und unter fairen Handelsaufsichts- und -kontrollbedingungen nach Europa und in alle Welt exportiert.

Die Inkakost ist wie kaum eine andere Ernährung in der Lage, die Serotoninspeicher im Körper und vor allem im Gehirn aufzufüllen. Sie scheint imstande zu sein, alle Müdigkeit aus der Seele fortzublasen und sie durch Frische im Denken und Fühlen und in der körperlichen Aktivität zu ersetzen.

Wenn Sie häufig unter schlechter Laune, quälendem Hunger, Mattheit und Müdigkeit, Wetterfühligkeit, Schmerzempfindlichkeit oder unter Konzentrationsschwierigkeiten leiden, oder wenn Ihnen Vergesslichkeit, Schlafstörungen, Nervosität, Unsicherheit, Intoleranz, Aggressivität, Angststörungen, Stresserscheinungen, Hyperaktivität, Dauerkopfschmerz oder depressive Verstimmungen das Leben schwer machen, dann kann die Inkakost für Sie das Mittel der Wahl und eine große Hilfe auf dem Weg zu mehr Wohlbefinden sein.

Aus den Erfahrungen der Ureinwohner Südamerikas ist die Inkakost für uns moderne westliche Menschen entstanden. Heute nehmen Astronauten sie mit auf ihre Reise ins Weltall, um fit zu bleiben und die eigene Gesundheit zu erhalten. Inkanahrung ist inzwischen erfolgreich auf ihre besondere Macht hin erprobt. Als „Speise der Götter" schrieb man der rein pflanzlichen Powernahrung schon vor Jahrhunderten magische Wirkung zu. Denn im alltäglichen Gebrauch spürte man offensichtlich ihre ungewöhnliche Vitalkraft immer wieder auf eindrucksvolle und ungewöhnliche Weise.

Für ganz Eilige gibt es inzwischen eine mit der Inkanahrung verwandte Fertigkost.[8] Der bekannte Ganzheitsmediziner und Psychotherapeut Dr. Ruediger Dahlke bezeichnet sie als „erstaunliches Phänomen", durch das wir uns „mit einer obendrein noch sehr gesunden und verblüffend bekömmlichen Ernährungsform essend in Stimmung bringen können".

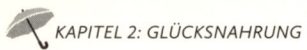

Quinoa: eine der ältesten Kulturpflanzen der Menschheit

Quinoa, das „Korn der Inkas", auch Inkareis, Andenhirse oder Perureis genannt, gilt als eine der ältesten Kulturpflanzen der Menschheit überhaupt. Sie dient den Ureinwohnern der südamerikanischen Anden schon seit mehr als 6.000 Jahren als wichtige Nahrungsgrundlage. Verwendet werden in erster Linie die Samenkörner der bis zu zwei Meter hohen einjährigen Pflanze.

Die Pflanze gedeiht in Südamerika auch in rauen Höhenlagen bis über 4.000 Meter, wo man Gerste und Mais längst nicht mehr anbauen und als Nahrungsalternative nützen kann. Extreme Witterungsbedingungen, selbst intensive Sonneneinstrahlung und Hitze verkraftet die Pflanze ebenso mühelos wie leichte Nachtfröste. Die wiederentdeckte Kulturpflanze der Andenländer hat einen hohen ernährungsphysiologischen Wert. Sie ist als Nahrungsmittel wegen ihres wertvollen Eiweißgehalts geschätzt, vor allem weil sie reichlich lebenswichtige Aminosäuren enthält und weitere für die Serotoninherstellung notwendige Bausteine. Die kleinen gelblichen Körner der Pflanze sind in Wahrheit kein Getreide, sondern ein Reismeldegewächs, das eher mit Spinat, Mangold und Roter Bete verwandt ist und kein Gluten enthält.

Die Inkas schrieben den Samenkörnern magische Kräfte zu und benutzten sie zu verschiedenen kultischen Handlungen. Sie sollen mithilfe dieser Pflanze überlebt haben, als sie von den spanischen Eroberern durch hohe Getreideabgaben arg bedrängt wurden. Teilweise wurde die Pflanze sogar verboten, um das Volk auf diese Weise zu schwächen. Es wird deutlich, welchen besonderen Wert Quinoa für die Urbevölkerung Südamerikas gehabt haben muss.

Amaranth: optimaler Gefäßschutz und Radikalenfänger

Ein weiterer Grundbestandteil der Inkakost ist Amaranth, das „Gold der Inkas", eine getreideähnliche Pflanze. Aber auch sie ist kein Getreide, sondern zählt in Wirklichkeit zu den Fuchsschwanzgewächsen. Wie Höhlenfunde in Mexiko belegen, gehört sie zu den ältesten, von Menschen angebauten Pflanzen. Sie bildet zahlreiche, winzige gelbliche Samenkügelchen, die eine außerordentlich günstige Nährstoffzusammensetzung für die menschliche Ernährung haben. Das Amarantheiweiß hat höchsten biologischen Wert. Im Vergleich zu den Getreidearten hat Amaranth ein Vielfaches an wichtigen Mineralstoffen. Die Samenkörner enthalten fast ausschließlich Öl aus ungesättigten Fettsäuren, die als Gefäßschutz und als Radikalenfänger für die körpereigene Krankheitsabwehr von großer gesundheitlicher Bedeutung sind.

Überliefert ist: Die spanischen Eroberer wunderten sich, warum die einheimischen Indianer immer noch Kraft für Rebellionen fanden, obwohl sie ihnen ihre besten Felder und damit ihre Nahrungsgrundlage weggenommen hatten. Die Indianerfrauen brachten auch nach wie vor zahlreiche kräftige Nachkommen zur Welt. Spanische Priester lösten schließlich das Rätsel. Sie entdeckten, dass die Ureinwohner eine ihnen heilige Pflanze aßen, die sie auf kleinen versteckten Bergfeldern hoch oben in den Bergen auf kargen Böden anbauten. In einem Bericht an den spanischen Vizekönig aus dem Jahre 1560 heißt es: „Die Unterwerfung dieser rebellischen Indios wird niemals vollständig gelingen, solange sie eine gewisse Frucht essen, die nicht größer als ein Stecknadelkopf ist." Am Ende verboten die Spanier den Anbau von Amaranth.

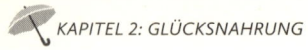

Sehr wahrscheinlich ist mit der Inkakost ein Weg gefunden, wie man über schlichte Nahrung die ständige Verfügbarkeit des wichtigen Steuerstoffes im menschlichen Körper herstellen kann: das Neurohormon Serotonin, auch Wohlfühlhormon, Anti-Stress-Hormon und Sozialhormon genannt. Forscher gehen davon aus, dass die Menschen heute infolge falscher Ernährung unter einer schweren Unterversorgung mit pflanzlichen Enzymen leiden, die sie dringend für die Unterstützung der Arbeit ihrer körpereigenen Enzyme brauchen. Dieses Problem lässt sich durch die Inkakost lösen.

Wie wirkt die Inkakost?

Das Geheimnis der Inkanahrung liegt in einer besonders fein gemahlenen Rohkost, die reich an den energetisch sehr hochwertigen Pflanzen Quinoa und Amaranth ist. Von der getrockneten und gemahlenen Pflanzennahrung isst man ein bis zwei Esslöffel voll auf nüchternen Magen. Dazu trinkt man reichlich Wasser. Die feinen Faserstoffe bilden so eine wässrige Lösung, die der Magenpförtner ungehindert in den Dünndarm durchlässt. In dem basischen Milieu des Dünndarms verteilt sich diese Flüssigkeit schnell über die ganze Fläche der Dünndarmschleimhaut, die mehr als die Größe eines Tennisplatzes hat. So landen die Inhaltsstoffe schnell in der Blutbahn. Das Serotonin kann nun seine umfangreichen Aufgaben als „Dirigent im Konzert der Hormone" rund 21 Stunden lang erfüllen. So lange nämlich hält seine Wirkungsspanne vor. In dieser Zeit sorgt es dafür, dass wir uns wohlfühlen. Als „Hormon der Besonnenheit" oder als „Sozialhormon" sorgt Serotonin für eine optimale körperliche, geistige und seelische Belastbarkeit, für weniger Hungergefühle, Kontrolle über Wachheit und Konzentration, Minderung des Temperatur- und Schmerzempfindens, für ein gutes Gedächtnis und für Lernfähigkeit, psychische Stabilität und Besonnenheit. Zugleich sorgt es für guten und erholsamen Schlaf. Kein Wunder, dass man vom „Wohlfühlhormon" spricht. Denn es vertreibt die Schwermut und weckt Lebensfreude. In früheren Zeiten war das kein Problem, weil bei der Ernährungsweise unserer Vorfahren genügend davon zur Verfügung stand. Heute ist das anders. Der Stress, mit dem unser modernes Leben verbunden ist, braucht viel Serotonin auf. Bei Fast Food und gekochter Zivilisationskost steht nicht mehr genügend Serotonin zur Verfügung. So kommt es vor allem in der dunklen Jahreszeit zu Mangelerscheinungen, die sich als Winterdepression und durch Schlaflosigkeit äußern können.

Seit die Menschen das Feuer beherrschen, sind sie dazu übergegangen, ihre Nahrung gekocht und gebraten zu essen. Ihre ursprüngliche, weit serotoninfreundlichere Ernährungsweise geriet in Vergessenheit. Sie bestand exakt darin, fein zerkleinerte Pflanzenfasern auf leeren Magen zu essen. Die Inkakost, ebenso die vergleichbaren Fertigprodukte unterschiedlicher Hersteller, beleben diese Methode neu, und der Erfolg gibt ihnen recht.

Erfahrungsberichte zur Inka-Powerkost

In unserem *Arbeitskreis: gesund leben*, dessen MitarbeiterInnen ehrenamtlich und unabhängig tätig sind, haben wir in ersten Testreihen versucht, die Wirkung der Inka-Powerkost näher zu erforschen. Auf der folgenden Seite finden Sie die ersten Erfahrungsberichte:

→ Eine 45-jährige Frau, sie arbeitet als Medizinisch-Technische Assistentin, litt seit Längerem unter nervösen Spannungszuständen, Unruhe und Stresserscheinungen. Sie berichtet: „Seit sechs Wochen esse ich morgens regelmäßig ‚Inkakost' aus frisch gemahlenem Amaranth und Quinoa als Müsli zum Frühstück. Sofort im Anschluss an diese Mahlzeit trinke ich mehrere Gläser Wasser. Schon am ersten Tag fiel mir auf, dass ich mich den ganzen Vormittag über frischer und leistungsfähiger fühlte als sonst. Dieser Eindruck hat sich inzwischen deutlich verstärkt. Ich bin optimistischer und fröhlicher als in den Monaten davor und fühle mich auch nach der Arbeit viel weniger erschöpft und gestresst. Ich werde die neue Ernährungsgewohnheit mit der ‚Inkakost' auf jeden Fall beibehalten. Sie überzeugt mich voll."

→ Eine 68-jährige Rentnerin berichtet: „Es ist nicht so, dass ich mich krank gefühlt hätte. Ich hatte nur weniger Freude am Leben als früher. Mir fiel meine tägliche Arbeit schwerer, und meine Stimmung war oft auf dem Tiefpunkt. Seit ich jeden Morgen Inkakost zum Frühstück esse, geht es mir deutlich besser. Meine Stimmung ist gut, und ich fühle mich kräftiger. Die tägliche Arbeit geht mir wieder flotter von der Hand. Außerdem fällt mir auf, dass ich weniger Hungergefühle spüre. Mein Heißhunger auf Süßigkeiten ist wie weggeblasen. Ich nasche nicht mehr zwischendurch und hoffe, dass ich jetzt mein Gewicht besser in den Griff bekomme. Ich hätte nichts dagegen, wenn ich demnächst ein paar Kilo weniger wiegen würde."

→ Ein 55-jähriger Lehrer litt seit Jahren unter Schlaflosigkeit und dem Gefühl, aufgebraucht und ausgebrannt zu sein. Seit er zum Frühstück Inkakost aus frisch gemahlenem

Amaranth und Quinoa isst, fühlt er sich deutlich wohler. Er berichtet: „Ich schlafe wieder besser und fühle mich morgens gut ausgeruht. Seit ich Inkakost zum Frühstück esse, liegt nicht mehr jeder neue Tag wie ein unüberwindbarer Berg vor mir. Ich bin auch geistig beweglicher geworden, reagiere schlagfertiger, mit Humor und Ideen. Das bekommt meinem Unterricht und dem Kontakt zu den Schülern recht gut und gibt mir selbst wieder Freude an meinem Beruf."

Abnehmen ohne Jo-Jo-Effekt

Die Inkakost-Mischung schmeckt nussähnlich. Auffallend ist der hohe Sättigungswert, den diese Nahrung trotz geringer Kalorienzahl hat. Man spürt über viele Stunden kein Hungergefühl mehr und fühlt sich zugleich voller Kraft. Der Serotoninpegel im Körper bleibt viele Stunden lang hoch. Daher kommt kein Hungergefühl auf. Deshalb eignet sich die Inkakost besonders zum Abnehmen ohne Jo-Jo-Effekt. Heißhungerattacken bleiben aus. Damit ist eine der wichtigsten Ursachen für Übergewicht ausgeschaltet.

Der bekannte Naturarzt Dr. Ruediger Dahlke ist selbst begeisterter Anhänger einer mit der Inkakost eng verwandten, fertig gemischten Nahrung. Er nutzt ihre Wirkung selbst und setzt sie erfolgreich bei den von ihm veranstalteten Fastenwanderungen ein.

Bei der Inkakost bestätigt sich wieder einmal der alte Satz des Hippokrates (370 bis 460 n. Chr.): „Lasst unsere Medizin unsere Nahrung sein und unsere Nahrung unsere Medizin." Die römischen Legionäre mit ihrer Gewohnheit, sich von Frischkornbrei aus gemahlenem Getreide zu ernähren,

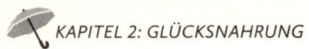

lagen mit dieser Ernährungsweise offenbar auch nicht ganz daneben. Denn sie sind nicht gerade als „Schlaffis" in die Geschichte der Völker eingegangen.

Andere serotoninsteigernde Nahrungsmittel

Zwar ist das Serotonin selbst in vielen Lebensmitteln enthalten, z.B. in Bananen, Ananas, Kiwi, Pflaumen, Tomaten, Avocados und Datteln. Doch dieses Serotonin nutzt uns nicht viel, weil es das Gehirn nicht erreichen kann. Mit der Nahrung nehmen wir Serotonin nur über seine Vorstufe als Tryptophan auf. Das Tryptophan kann die „Blut-Hirn-Schranke" besser durchbrechen und daher bis in unser Gehirn vordringen.

Tryptophan ist eine Aminosäure und findet sich deshalb besonders in eiweißreichen Speisen, vor allem in Rindfleisch, Schweinefleisch, Brathähnchen, Eiern, aber auch in Heilbutt, Kabeljau, Makrelen sowie in Camembert, Brie, in Erdnüssen, Haselnüssen, Mandeln, Walnüssen und auch in Haferflocken, Buchweizenmehl und Weizenmehl.

Kohlenhydratreiche Nahrung begünstigt allgemein einen eher höheren Serotonin-Pegel. Interessant sind in diesem Zusammenhang Forschungsergebnisse der Gießener Ernährungswissenschaftlerin Dr. Anneliese Frank. Danach weisen strenge Vegetarier, die sogenannten Veganer, offenbar trotz gleich hoher Proteinzufuhr eine um etwa 50 bis 90 Prozent erhöhte Tryptophanaufnahme auf als Gemischtköstler.[9] Warum das so ist, kann man noch nicht bis ins Letzte erklären.

Die Inka-Powerkost eignet sich in besonderer Weise, dem Gehirn Serotonin zuzuführen, weil sie in der Lage ist, die Blut-Hirn-Schranke zu durchbrechen, wenn man sie in der hier beschriebenen Weise einnimmt.

Konkrete Tipps:
So wendet man die Inka-Powerkost an

→ Mischen Sie Amaranth und Quinoa zu gleichen Teilen.

→ Mahlen Sie jeden Morgen mit einer Getreidemühle so viel von dieser Mischung, wie Sie für eine Mahlzeit benötigen, nämlich ungefähr zwei Esslöffel voll.

→ Bereiten Sie daraus Ihr Müsli wie gewohnt zu – mit Rosinen, geschnittener Banane oder anderen Früchten, die Ihnen je nach Jahreszeit zur Verfügung stehen.

→ Fügen Sie etwas Milch oder Wasser hinzu. Fertig ist Ihr Inka-Powerfrühstück.

→ Wichtig! Trinken Sie mindestens zwei Gläser Wasser möglichst sofort nach dieser Mahlzeit. So können die in den Samenkörnern enthaltenen Wirkstoffe im Dünndarm besonders gut ausgewertet werden, und Serotonin gelangt ins Gehirn.

Falls Ihnen zu Hause keine Getreidemühle zur Verfügung steht, können Sie sich die Amaranth-Quinoa-Mischung beim Kauf in einem Reformhaus mahlen lassen. Die Mischung sollte dann aber in den folgenden Tagen verbraucht werden, damit sie nicht oxidiert und durch zu langes Lagern an Wirkung verliert.

Wenn Sie bisher wenig fein gemahlene Rohkost gegessen haben, kann es zu Beginn der Anwendung mitunter zu leichtem Durchfall kommen. Der Darm reagiert in seltenen Fällen auf die ungewohnte Kost. Doch schon nach wenigen Tagen stellt sich ein normaler leichter Stuhlgang ein. Auf längere Sicht eignet sich diese Kost wegen der reichlich darin enthaltenen Ballaststoffe und pflanzlichen Zellstrukturen sehr gut zur Gesundung des Dünndarms und zur Normalisierung des Stuhlgangs.

Kapitel 3: Glück aus der Tasse

Nicht allein durch das, was wir essen, lässt sich unsere Glücksfähigkeit erhöhen. In diesem Kapitel lernen Sie eine seit der Antike bekannte Kult- und Heilpflanze kennen – das Griechische Eisenkraut. Mit dem aus dieser Pflanze gewonnenen Tee lässt sich auch heute noch „Glück und Heilkraft" gegen eine ganze Reihe von Leiden trinken. Er wirkt serotoninsteigernd und beugt Demenzerkrankungen vor.

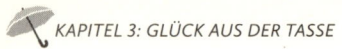

Griechisches Eisenkraut: ein Naturmittel

Gegen vorzeitiges Nachlassen der Gehirnfunktionen ist ein wunderbares Kraut gewachsen. Schon in der Antike schätzten die Menschen den mild-würzigen Tee aus Griechischem Eisenkraut wegen seiner besonderen Heilkraft. Moderne Forscher bestätigen in aktuellen Studien die eindrucksvolle Wirkung dieser Pflanze bei unterschiedlichen Serotoninmangelerscheinungen.

Allein in Deutschland leiden derzeit rund drei Millionen ältere Menschen unter Gedächtnisproblemen. Experten rechnen für die Zukunft mit einem deutlichen Anstiegen sogenannter neurodegenerativer Erkrankungen des Gehirns. Vergesslichkeit, Depressionen, Schlafprobleme, Angststörungen, Unruhezustände und Burn-out können Vorboten solcher Störungen sein. Sie treten gehäuft ab dem 65. Lebensjahr auf, inzwischen finden wir sie aber auch schon bei Jüngeren ab 45. Weltweit entwickelt sich Demenz zur Volkskrankheit der Zukunft. Da die Menschen bei uns ein immer höheres Lebensalter erreichen, werden neurodegenerative Erkrankungen zum Problem nicht nur für jeden einzelnen Betroffenen, sondern zunehmend auch für die ganze Gesellschaft.

Die Ursachen und Wirkungsmechanismen der bedenklich zunehmenden Demenzerkrankungen sind nach wie vor weitgehend unerforscht. Bis heute gibt es in der klassischen Medizin kein Medikament, das beispielsweise die Alzheimererkrankung stoppen oder gar heilen könnte. Die Forscher sind intensiv auf der Suche. Sie verfolgen mehrere vielversprechende Spuren. Doch innerhalb absehbarer Zeit ist kaum damit zu rechnen, dass ein pharmazeutisches Medikament gegen Alzheimer für den Einsatz in der Praxis zur Verfügung steht.

Dennoch besteht Hoffnung. Sie kommt aus der Naturmedizin. Neue Forschungsansätze greifen auf altes Erfahrungswissen aus der Volksheilkunde zurück. Sie befassen sich mit dem Griechischen Eisenkraut (Sideritis scardica), einem Teekraut, das die Einheimischen in den Balkanländern seit Jahrhunderten bei den unterschiedlichsten Krankheiten erfolgreich nutzen.

Die vorliegenden neuen Forschungsergebnisse lassen erwarten, dass sich der geistige Alterungsprozess mithilfe dieses Krautes deutlich hinausschieben lässt, auch wenn es sich dabei bisher nur um erste Ergebnisse handelt. Die Forscher haben sie durch Tierversuche und in Einzelfallstudien mit Menschen gewonnen. Was bislang noch fehlt, sind kontrollierte Doppelblindstudien am Menschen, durchgeführt mit einer hinreichend großen Personenzahl über einen Zeitraum von mindestens zehn bis zwölf Jahren.

In der Allgemeinmedizin, vor allem aber in der Psychotherapie, wird das Griechische Eisenkraut in Zukunft voraussichtlich eine wichtige Rolle spielen. Die Heilkraft dieser Pflanze kann den psychotherapeutischen Prozess bei jungen wie bei alten Menschen sinnvoll begleiten, die Patienten für die Therapie öffnen und damit schnellere Heilerfolge herbeiführen.

Bei einer Reihe von psychischen Störungen kann man künftig in leichteren Fällen möglicherweise auf die aufwendigere und zeitintensivere Psychotherapie ganz verzichten und stattdessen Griechisches Eisenkraut einsetzen. Ähnliches geschieht bereits mit Johanniskraut in der Behandlung leichterer Depressionen und nervöser Unruhe. Dabei handelt es sich um eine Naturheilmethode, die auch von der klassischen Medizin inzwischen anerkannt und angewendet wird.

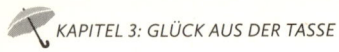

Alles begann mit einer Fernsehsendung

Der Weg des Griechischen Eisenkrauts als Hoffnungsträger der Naturmedizin im Kampf gegen Alzheimer und Demenz beginnt mit einer Fernsehsendung. Das *Quivive Gesundheitsmagazin* des Rundfunks Berlin-Brandenburg brachte am 3. November 2010 einen längeren Beitrag über die Volkskrankheit Alzheimer. Da die Krankheit selbst nicht heilbar ist, ging es unter anderem um die alles entscheidende Frage: Kann man irgendetwas tun, um das Erkrankungsrisiko zu senken?

Schon am Morgen nach der Sendung und in den darauffolgenden Tagen und Wochen liefen bei den Kräuterhandlungen quer durch Deutschland die Telefone heiß, und die Kunden gaben sich die Türklinke in die Hand. Der Fernsehreport des RBB hatte eine so gewaltige Nachfrage nach dem Griechischen-Eisenkraut-Tee ausgelöst, dass die Händler mit ihren Lieferungen kaum nachkommen konnten.

In seiner Sendung stellte der Moderator einen Forscher vor, dem der Ruf eines Alzheimer-Jägers vorauseilt: Professor Dr. Dr. Jens Pahnke von der Universität Magdeburg. Er schwört auf einen speziellen Tee, für dessen Wirksamkeit es bereits erste Beweise gibt.

Jens Pahnke sieht in Alzheimer keine Krankheit, sondern einen regulären, allerdings schneller ablaufenden Alterungsprozess. Zusammen mit seinem Team sucht er in seinem Labor nach Substanzen, die auch ein altes Gehirn fit halten und wieder auf Trab bringen können. Inzwischen ist er fündig geworden. Das Griechische Eisenkraut liefert ihm Stoffe, die den Alzheimerprozess offenbar verlangsamen können. Die Forschergruppe um Jens Pahnke ist der Alzheimererkrankung auf der Spur. „Wir werden die Krankheit nicht rückgängig machen können", versucht Professor Pahnke allzu unrealistische Erwartungen zu dämpfen. „Aber wir können den Prozess aufhalten."

Aus dem Griechischen Eisenkraut gewinnen die Forscher um Jens Pahnke einen Stoff, der die Plaque-Menge im Gehirn von Mäusen um 80 Prozent reduzieren kann. Das ist ein eindrucksvolles Ergebnis. Derzeit läuft eine erste Studie, bei der an einer kleinen Versuchsgruppe getestet wird, ob die Inhaltsstoffe des Griechischen Eisenkrauts auch bei Menschen wirken.

Die Griechen schätzen schon seit alter Zeit ihr Eisenkraut. Man sagt ihm nach, es solle die Geisteskraft stärken. In der Tat verbessert Sideritis scardica die Leistungsfähigkeit des Gehirns deutlich, bestätigt Professor Pahnke. Das Problem sieht er eher darin, dass man pro Tag eine ganze Kanne von dem Tee trinken muss, um die gewünschte Wirkung zu erzielen.

Professor Jens Pahnke ist anerkannter Fachmann in der Alzheimerforschung. 2009 erhielt er für seine Arbeiten den Forschungspreis der *Alzheimer Forschung Initiative e.V.* Sein Ziel ist, die Erkrankung zu erkennen, bevor sie zum Ausbruch kommt. Derzeit gibt es keine zugelassene Behandlung für das Vorstadium der Alzheimererkrankung. Deshalb kommt es darauf an, herauszufinden, welcher Inhaltsstoff genau für die Reduzierung der Ablagerungen verantwortlich ist. Dass Griechisches Eisenkraut möglicherweise Alzheimer heilen kann, ist nicht unbedingt ungewöhnlich. „Naturheilstoffe finden immer mehr Einzug in die Medizin", erklärt Pahnke. Er möchte das griechische Heilkraut nicht als ultimatives Allheilmittel für Alzheimer bezeichnen. „Aber es ist das Innovativste, was wir haben."

Die *Rostocker Hochschulnachrichten* vom 1. März 2010 berichten vom „Wundertee gegen Alzheimer".

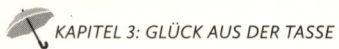

Erste europaweite Patente
für das Griechische Eisenkraut

Am 22. September 2010 erteilte das europäische Patentamt dem IBAM GbR Institut in Denzlingen ein europaweit geltendes Patent auf die Verwendung von Pflanzen der Gattung Sideritis zur Vorbeugung und Beeinflussung von Störungen, die mit Veränderungen im Serotoningeschehen verbunden sind.

Das IBAM Institut aus dem Schwarzwald hat offenbar ähnliche Heilwirkungen wie Professor Jens Pahnke mit seinem Forscherteam festgestellt. Von einer Wirkung bei Alzheimer oder allgemein bei Demenzerkrankungen ist in dem Patent allerdings nicht die Rede. Unter Patentschutz stellen ließ man Sideritis-Extrakte bei der Behandlung von Depressionen, Angststörungen, Zwangserkrankungen, Panikattacken, Ess-, Aufmerksamkeits- und Überaktivitätsstörungen. Doch sämtliche beschriebenen Heilwirkungen gehen in die gleiche Richtung: Sie alle dienen der Behandlung von Krankheiten, die mit einem veränderten Serotonintransport zu den Nervenzellen im Gehirn zusammenhängen.

Die Denzlinger IBAM-Forscher, Dr. Rainer Knörle und Dr. Peter Schnierle, legen erste Forschungsergebnisse, aber auch klinische Beobachtungen und Fallstudien vor, die sie in Zusammenarbeit mit der Universitätsklinik Freiburg gewonnen haben. Sie untersuchten die Inhaltsstoffe verschiedener Sideritis-Arten genauer und verglichen die Zusammensetzung ihrer Wirkstoffe. Nach ihren Erkenntnissen wirken Extrakte aus Sideritis günstig auf die Serotoninsteuerung.

Die Forscher aus dem IBAM Institut verglichen in Tierversuchen außerdem die Wirkung von Griechischem Eisenkraut mit der von Johanniskraut. Sie stellten fest, dass Griechisches Eisenkraut eine stärkere serotoninsteigernde

Wirkung hat als Johanniskraut. Im Ergebnis bedeutet das eine bessere Übertragung von Nervensignalen.

Positive Wirkung auf die Nerven

Wie geschieht diese Übertragung von Nervensignalen im Gehirn? Jede Information, ob ein Bild, das unser Auge sieht, ein Schmerzreiz oder der Duft von Blumen, wird innerhalb von tausendstel Sekunden über Nervenzellen in das Gehirn weitergeleitet. Dabei muss die Information von einer Nervenzelle auf die andere transportiert werden, denn die Nervenzellen sind nicht miteinander verbunden. Zwischen ihnen ist ein nur etwa 20 bis 30 tausendstel Millimeter breiter Spalt. Die Übertragung einer elektrischen Information über diesen Spalt hinweg erfolgt mithilfe sogenannter Neurotransmitter. Das sind biochemische Botenstoffe, die Reize von einer Nervenzelle zur anderen transportieren. Ort des Geschehens sind dabei die Synapsen als spezielle Kontaktstellen, über die Nervenzellen miteinander in Verbindung stehen.

Die synaptische Übertragung von Nervensignalen ist entscheidend für alle Funktionen des Körpers und der Psyche, für Lernen und Gedächtnis, für Bewegung und Erholung, für Stoffwechsel und Organfunktionen.

Bei Alzheimerdemenz und all den vielfältigen Erkrankungen des sogenannten Serotoninmangelsyndroms liegt eine Störung der Übertragung von Nervensignalen vor.

Griechisches Eisenkraut ist offenbar imstande, die Übertragung der Nervensignale zu verbessern, indem es die Konzentration an Botenstoffen – unter denen das Serotonin zu den wichtigsten zählt – im synaptischen Spalt zwischen den einzelnen Nervenzellen erhöht.

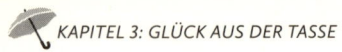

Dieser vielseitige Wirkstoff könnte eventuell sogar eine Art Schlüsselsubstanz sein, von der die Funktionen anderer Neurotransmitter mit abhängen. Experten sind sich heute ziemlich sicher, dass ein Zusammenhang zwischen Serotoninmangel und Depressionen, Schlafstörungen und Angstzuständen besteht.[10]

Erste Fallstudien zur Wirkung

Allen Krankheitsbildern, auf die sich die Forschungen zu Griechischem Eisenkraut und dem daraus gewonnenen Tee bzw. entsprechenden Präparaten konzentrieren, ist eines gemeinsam: Sie sind vor allem auf Serotoninmangel zurückzuführen.

Die IBAM-Forscher aus Denzlingen sind die Ersten, die klinische Studien an Menschen mit Serotoninmangelsyndrom veröffentlicht haben. Dabei handelt es sich um mehrere Fallbeobachtungen, die sie in Zusammenarbeit mit der Universitätsklinik Freiburg mit freiwilligen Versuchsteilnehmern gewonnen haben.

Beispiel: Aufmerksamkeitsdefizit-/ Hyperaktivitätsstörung (ADHS)

Bei einem 13-jährigen Mädchen treten in der Schule und im häuslichen Alltag leichte bis mittelgradige Störungen der Konzentration, der Aufmerksamkeit und der Auffassungsgabe auf. Außerdem stellen die Ärzte eine ausgeprägte Impulskontrollstörung fest. Sie äußert sich durch verbal-aggressive Entgleisungen und gelegentliche körperliche Übergriffe gegenüber den Eltern. Die Patientin zeigt ein launisch-dramatisches Temperament, starken Rededrang und neigt zu Gedankensprüngen.

Zur Behandlung erhält die Versuchsteilnehmerin einen Liter Griechischen Bergtee pro Tag.

In der ersten Woche nehmen die Eltern eine deutliche Minderung der Anspannung bei ihrer Tochter wahr. Sie kann besser zuhören, unterbricht weniger, und es gelingt ihr, bei Meinungsverschiedenheiten sachlich zu bleiben, ohne dass es zu krisenhaften Entwicklungen und Auseinandersetzungen kommt. Die Versuchsteilnehmerin erscheint im schulischen und häuslichen Umfeld sozial verträglicher.

Ab der vierten Woche lässt die Bereitschaft zur Zusammenarbeit im Versuch nach. Das Mädchen lehnt es ab, jeden Tag regelmäßig die vereinbarte Menge an Tee zu trinken. Für eine andere Darreichungsform des Wirkstoffs wäre die Versuchsteilnehmerin zugänglich gewesen, da sie selbst die Verbesserung ihrer Verhaltensstörung bemerkte und ihr Leidensdruck sich durch ihre bessere Anpassungsfähigkeit verringert hatte. Ein Präparat aus dem Extrakt des Griechischen Eisenkrauts stand zur Zeit der Behandlung jedoch noch nicht zur Verfügung.

Griechisches Eisenkraut kann noch mehr

Die bisher vorliegenden Forschungsergebnisse zur Wirkung des Griechischen Eisenkrauts sind nur erste Schritte. Sideritis kann noch mehr: In naher Zukunft wird es Naturmittel aus Sideritis-Extrakt geben, die ebenso wie der Tee aus dem Griechischen Eisenkraut aller Voraussicht nach fähig sind, das Fortschreiten von Demenzerkrankungen zu verhindern. Griechischer Bergtee (Sideritis scardica) und Präparate aus Sideritis-Extrakt eignen sich auch zum vorbeugenden Einsatz gegen Demenz.

Griechisches Eisenkraut kommt generell zur Behandlung von Menschen infrage, die unter einem Serotoninmangelsyndrom leiden. Zu diesem Krankheitsbild gehören außer den bereits genannten Beschwerden vor allem Schlafstörungen, psycho-vegetative Unausgeglichenheit, Konzentrations- und Aufmerksamkeitsstörungen, Stresserscheinungen, Unruhezustände und Suchterkrankungen unterschiedlichster Art. Hierzu sind weitere Forschungen notwendig und wünschenswert.

Im Altertum schrieb man dem Griechischen Eisenkraut neben seiner Heilkraft auch eine Frieden stiftende Wirkung zu. So nahmen die römischen Gesandten zum Aushandeln von Friedensverträgen exakt dieses Kraut mit.

Der griechische Arzt Dioskurides (1. Jahrhundert n. Chr.) beschrieb die Wirkung des Krautes in seinem berühmten Arzneimittelbuch „Materia Medica". Er sprach der Pflanze nicht nur heilende Wirkung gegen Fieber zu, sondern sie sollte auch magische Kräfte besitzen, zum Beispiel helfen, die Freundschaft anderer Menschen zu gewinnen. Was auf den ersten Blick als Zauberei erscheint, hat in Wahrheit doch einen sehr realen Hintergrund: Sideritis-Kräuter, welche die Freundschaft anderer Menschen gewinnen helfen, verfügen über diese Kraft, weil sie – wie wir heute wissen – im menschlichen Organismus serotoninanreichernd wirken. Auf diese Weise versetzen sie die Menschen in eine freundliche und friedliche Stimmung.

Mehr Glücksfähigkeit trotz aller Hektik, die uns Tag für Tag umgibt, das könnte auch für uns Menschen von heute ein durchaus lohnendes Ziel sein.

Konkrete Tipps: Tee aus Griechischem Eisenkraut

→ Um 1 Liter Tee anzusetzen, schüttet man ca. 6 bis 7 Teelöffel getrocknetes Griechisches Eisenkraut (Sideritis scardica) in ein Gefäß und übergießt das Kraut mit 1 Liter kochendem Wasser. Etwa 10 Minuten ziehen lassen, dann abgießen.

→ Nach einer anderen Zubereitungsmethode lässt man das Teekraut 10 Minuten lang köcheln (beide Zubereitungsarten sind voll geeignet, die Wirkstoffe des Teekrauts zu erschließen).

→ Ein zweiter Aufguss ist möglich. Man kann dafür die Wassermenge reduzieren. Der Geschmack des Tees ist dennoch gut, selbst wenn das Getränk dann etwas weniger Wirkstoffe enthält.

→ Am besten füllen Sie den fertigen Tee in eine Thermoskanne. So steht Ihnen das heiße Getränk den ganzen Tag über zur Verfügung.

→ Tee aus Griechischem Eisenkraut (oft auch Griechischer Bergtee genannt) schmeckt angenehm mild-würzig. Sein Aroma wird als leicht süß oder als zimtähnlich beschrieben. In Griechenland trinkt man ihn traditionell mit Honig. Man kann auch einen Spritzer Zitronensaft hinzufügen. Der Griechische Bergtee lässt sich allerdings auch ungesüßt sehr gut trinken, kalt wie heiß.

→ Um den gewünschten Heilerfolg zu erzielen, ist es notwendig, mindestens 1 Liter Griechischen Bergtee über den Tag verteilt zu trinken.

→ Die heilende Wirkung tritt nicht sofort ein, sondern sie beginnt bei regelmäßiger Anwendung frühestens nach 5 bis 7 Tagen. Je nach Art der Erkrankung, der Dauer ihres Bestehens und dem Alter des Patienten können bis zum Eintritt deutlich erkennbarer Erfolge bis zu zwei Wochen vergehen.

Kapitel 4: Glücksimpulse über die Haut

In diesem Kapitel lernen Sie die dritte Säule kennen, auf die sich die serotoninsteigernde Wirkung gründet. Glücksempfindungen werden dabei durch Anreize über die Haut gesteigert – eine uralte Methode aus östlichen Kulturen, die schon die Fakire seit Jahrhunderten erfolgreich genutzt haben. Aufgrund moderner technischer Hilfen steht sie uns heute auf einfache, dennoch sehr wirksame Weise zur Verfügung.

Die Haut gilt als wichtiges Organ zur Entgiftung des Körpers. Über sie treten wir in Kontakt zu den Menschen in unserem Umfeld und tauschen uns mit ihnen aus. Auf der psychischen Ebene vermittelt die Haut Glücksgefühle durch Berühren, etwa durch Streicheln, Massagen oder Wärme. Bei Akupunktur, Akupressur und verwandten Techniken geschieht die therapeutische Wirkung über die Haut. Die Massagetechniken setzen dabei oft zusätzlich die heilende Wirkung der Hände ein.

Selbstheilung mit der Akupressurmatte

Unter Rückenschmerzen leidet heute rund jeder Zweite irgendwann in seinem Leben. Und mindestens zehn Prozent der Gesamtbevölkerung plagen sich mit Schlafstörungen, die häufig bis zur Arbeitsunfähigkeit führen. Ganz zu schweigen von all den anderen, unendlich vielen zivilisationsbedingten Unpässlichkeiten und Gesundheitsstörungen, mit denen sich die meisten Menschen herumschlagen, ohne dass ihnen die Ärzte so recht helfen können. Solche Krankheiten verursachen hohe Arbeitsausfälle. Hinter ihnen verbirgt sich viel menschliches Leid. Zusätzlich entwickeln sie sich immer stärker zum volkswirtschaftlichen Problem für unsere Gesellschaft.

Vor allem Menschen, die in Büros arbeiten und täglich viele Stunden vor dem Computer sitzen, klagen immer häufiger über Rückenbeschwerden, Kopfschmerzen, Schlafstörungen und andere körperliche Beschwerden. Viele rücken diesen Problemen gleich mit der chemischen Keule zu Leibe. Doch neben verschiedenen Wellnessprodukten und Entspannungsübungen für zu Hause gibt es noch eine ganz andere Methode: die Akupressurmatte. Wissenschaftliche Studien aus aller Welt bestätigen ihre heilende Kraft.

Solange eine grundlegende Änderung unserer glücksfeindlichen Lebensweise nicht in Sicht ist, könnte diese Matte einen effektiven Ausgleich für zivilisationsbedingte Gesundheitsschäden schaffen.

Allein in Schweden sind es inzwischen rund 600.000 Familien, in denen man die Akupressurmatte nutzt. Kein Zufall, dass ausgerechnet die Nordlichter sie so sehr schätzen, denn die Matte fördert, wie Experten herausgefunden haben, die Serotoninausschüttung im Gehirn. Genau daran fehlt es im lichtarmen Norden. Serotoninmangel hängt offenbar mit dem Nord-Süd-Gefälle beim Auftreten von Suizidneigung und Winterdepression zusammen: Je geringer die Sonneneinstrahlung, umso weniger Raum scheint für jene Lebensfreude da zu sein, die für die Südländer so typisch ist, den Menschen im Norden dagegen eher fehlt.

Mittlerweile ist der Akupressurmatten-Trend, den die *New York Times* bereits 2009 erkannte[11], auch in zahlreichen anderen europäischen Ländern und in den USA angekommen.

Forschungsergebnisse über erfolgreiche Behandlungen bei allen möglichen Krankheiten, angefangen bei Rückenschmerzen bis hin zu Panikattacken, liegen inzwischen reichlich vor. Teilweise handelt es sich dabei um randomisierte und kontrollierte Doppelblindstudien nach allen Standards, wie sie für die westliche Schulmedizin gelten. Zu beachtlichen Ergebnissen bei der Behandlung von chronischen Nacken- und Rückenschmerzen mit der Akupunkturmatte kommt vor allem eine an der Universität Essen-Duisburg mit 82 Patienten durchgeführte, im Jahre 2012 veröffentlichte Studie.[12] Bereits ein Jahr zuvor legten Forscherinnen der Universität Karlstadt (Schweden) eine Studie zur Behandlung von Muskelschmerzen mit der Spikematte vor, die ebenfalls bemerkenswerte Heilerfolge dokumentiert.[13]

Natürlich sind weitere Forschungen wünschenswert und notwendig. Die *Karl und Veronica Carstens-Stiftung*, ebenso die Universität Essen-Duisburg und weitere Institutionen der Ganzheitsmedizin unterstützen solche Projekte nach Kräften. Doch es wird noch viel Zeit vergehen, bis sämtliche Anwendungsmöglichkeiten der Akupressurmatte vollständig erforscht sind. So lange können die Menschen nicht warten. Sie brauchen jetzt Hilfe. Und diese Hilfe ist möglich, ohne Risiken und ohne nennenswerte Kosten für die Betroffenen. Nicht einmal ein Therapeut ist für die Behandlung mit der Matte erforderlich. Die Patienten helfen sich selbst, indem sie die eigene Fähigkeit ihres Organismus, sich selbst zu heilen, wiederentdecken und nutzen – ein Weg, der sich allemal lohnt. Zugleich leistet dieser Weg einen wirksamen Beitrag, um unser chronisch krankes Gesundheitssystem zu kurieren, das längst wirtschaftlich außer Kontrolle geraten ist.

In unserem *Arbeitskreis: gesund leben*, der sich seit Jahren damit befasst, neue bzw. alte Volksheilmethoden aus vielen Ländern zu erforschen und zu erproben, fand die „Stachelmatte" deutlich Anklang. Inzwischen liegen uns zahlreiche Rückmeldungen über ihre erfolgreiche Anwendung vor.

Die Ursprünge der Nadelmatte

Die Nadelmatte (oder Akupressurmatte) geht auf das „Bett der Nägel" genannte alte Hilfsmittel zurück, das von Yogis oder Fakiren verwendet wird. Ihnen liegt keineswegs, wie im Westen oft angenommen wird, an einer publikumswirksamen, zirkusähnlichen Darstellung der eigenen Unempfindlichkeit gegen Schmerzen. Vielmehr dient ihnen die Matte als Meditationshilfe und um Blockaden physischer, emotionaler oder mentaler Art zu beheben. Im Gegensatz zu der aus Holz und Eisennägeln bestehenden traditionellen Variante des „Indischen Nagelbretts" ist die etwa rückengroße westliche Nagelmatte mit spitzen Noppen aus Hartplastik bestückt.

Die Europäer fühlen sich seit Langem zur indischen Kultur hingezogen. Ihre Vorliebe für diese Kultur besteht ja nicht erst, seit die Briten Indien ihrem Imperium einverleibten, um sich schließlich am gewaltlosen Widerstand eines Inders namens Mahatma Gandhi (1869–1948) zu verschlucken. Schon Dichter wie Hermann Hesse (1877–1962) mit seinem Werk „Siddhartha" verbreiteten Indiens Philosophie und Religion im Westen. Bis in der zweiten Hälfte des 20. Jahrhunderts eine Völkerwanderung junger Menschen nach Indien einsetzte, die am Ende mit einem Schatz an östlichem Gedankengut in ihre Heimatländer zurückkehrten (wenngleich nicht alles Gold war, was da glänzte).

Yoga, die indische Medizin und viele weitere östliche Traditionen kamen so zu uns nach Europa und fanden hier zahlreiche Anhänger. Man erkannte, dass andere Völker über ein Wissen vom Leben und über spirituelle Techniken verfügen, die auch den Menschen im Westen guttun und ihnen auf der Suche zu einem glücklicheren Leben helfen können.

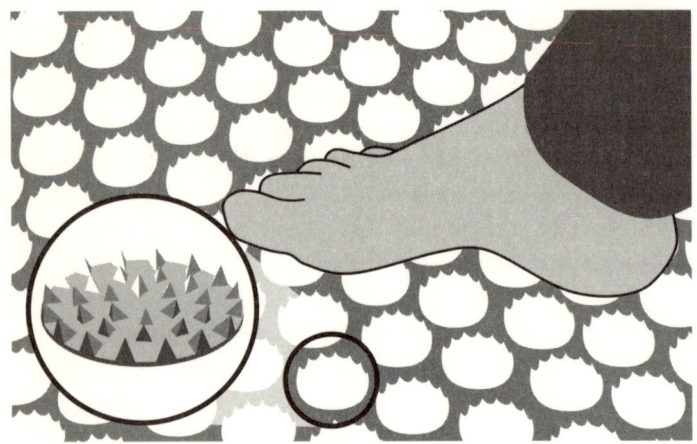

Die kleinen Stacheln üben sanften Druck auf die Haut aus.

Wie sieht eine Akupressurmatte aus?

Die Akupressurmatten, ganz gleich von welchem Hersteller sie stammen, bestehen ausnahmslos aus einer Baumwollhülle, die eine Schaumstoffmatte umgibt. Auf dieser Hülle sind unterschiedlich viele Plastikstacheln angebracht, meist in Rosettenform. Sie sind alle recht kurz und spitz. Ihre Anzahl variiert je nach Hersteller und Größe der Matte. Je weniger Stacheln, umso stärker ist der entstehende Druck, wenn man sich mit dem Körper darauflegt. Je mehr Stacheln die Matte hat, umso geringer ist der Druck auf die Haut und umso sanfter die Wirkung.

Die Stachelrosetten bestehen im Allgemeinen aus 42 Pyramidenspitzen, hergestellt aus ABS-Plastik, einem gesundheitlich unbedenklichen Material, wie man es z.B. auch zur Herstellung von Lego®-Bausteinen verwendet.

Was die Matte kann: von Heilung bis Beauty

Im Wesentlichen sind es vier große Bereiche, in denen die Akupressurmatte mit beachtlichem Erfolg einsetzbar ist:

→ *Heilung* bei einer Vielzahl unterschiedlicher körperlicher und psychosomatischer Leiden, von Rückenproblemen über Schlafstörungen bis hin zu typischen Altersleiden.

→ *Entspannung* einschließlich meditativer, auch spiritueller Entfaltung. Der Eintritt des Zustands der Tiefenentspannung wird erleichtert und deutlich beschleunigt.

→ *Sport, Fitness:* Hier geht es um die sportliche Leistungsfähigkeit von Amateursportlern bis hin zu Hochleistungs- und Spitzensportlern aller Disziplinen.

→ *Wellness, Beauty, Jugendlichkeit:* Mit eingeschlossen ist hier der gesamte Bereich der Schönheitspflege. Schönheit entsteht dabei durch Ausstrahlung innerer Glücksempfindungen, da reichlich Glücksbotenstoffe beim Benutzen der Matte aktiviert werden. Doch auch äußerlich verbessert sich die Hautbeschaffenheit unter Anwendung der Matte deutlich als Folge einer optimierten Hautdurchblutung.

Diese vier Hauptanwendungsbereiche sollen hier näher dargestellt werden.

Heilung

Das Gerät ist ein effektives und leicht zu handhabendes Instrument, Akupressur zur Schmerzverminderung einzusetzen. Anders als bei den meisten Schmerzmitteln tritt die Besserung üblicherweise unmittelbar (oftmals sofort) ein. Durch die Akupressur wird der Körper angeregt, sich selbst zu heilen.

Seit Jahrtausenden werden Akupunktur und Akupressur angewendet, um den Körper Ruhe, Entspannung und Balance erfahren zu lassen. Der eigenverantwortliche Einsatz der Akupressurmatten kann als intensive Selbstakupunktur betrachtet werden.

Im Zuge der beschriebenen Selbstbehandlung werden Nervenbahnen des Körpers stimuliert, wichtige Reflexpunkte aktiviert und auf diesem Weg Glückshormone (Oxytocin) ausgeschüttet. Diese Glückshormone sorgen für Schmerzlinderung, Tiefenentspannung und Stressmilderung. Sie bewirken beim Anwender ein allgemeines Gefühl von innerer Stabilität, Ausgeglichenheit und Wohlbefinden.

Entspannung, Meditation

Am stärksten, meist schon beim allerersten Gebrauch der Matte, fällt ihre entspannende Wirkung auf. Viele, die sie benutzen, berichten von ihrer unmittelbar, schon nach wenigen Minuten eintretenden, deutlichen Entspannungswirkung. Dieser Effekt ist so stark, dass er meist anschließend das Einschlafen erleichtert. Deshalb wird auch immer wieder empfohlen, die Matte abends zu benutzen und mit ihr den Tag ausklingen zu lassen. Andere Benutzer wieder erleben, dass sie sich ausgesprochen frisch und voll Tatkraft fühlen, nachdem sie auf der Matte gelegen haben. Für sie könnte die Anwendung morgens vor dem Aufstehen eventuell geeigneter sein. Eigene Erfahrungen helfen hier allerdings am besten weiter.

Meditierende und mit dem Autogenen Training Vertraute berichten, dass sie mithilfe der Matte „gleich mehrere Stufen" ihrer Entspannungsübungen überspringen können. Bei anderen Nutzern verschwinden Schlafstörungen, unter denen sie zuvor jahrelang gelitten hatten.

Sport, Fitness

Eine Studie aus einem Moskauer Forschungsinstitut für Neurochirurgie kommt schon in den 1980er-Jahren zu dem Ergebnis, dass die Anwendung der Akupressurmatte bei Sportlern zu einer deutlichen Erhöhung der körperlichen Leistungsfähigkeit führt. Spitzensport ist in Russland eine Staatsangelegenheit von hochrangiger Bedeutung. Deshalb erfahren Forschungen in dieser Richtung aufmerksame und großzügige Förderung durch die staatlichen Stellen.

Der Einsatz der Matte ist eine Form von Leistungssteigerung im Spitzensport, die auch für westliche Sportler von Vorteil sein könnte, ohne Dopingskandale zu verursachen.

Aus der Schweiz liegen Einzelfallberichte vor, in denen Spitzensportler die Matte offensichtlich mit Erfolg benutzen, nicht nur zur Leistungssteigerung, sondern auch zur Entspannung, die für sie besonders wichtig ist, um in der entscheidenden Wettkampfsituation voll präsent sein zu können.

Wellness, Beauty

Nicht nur der Sport, sondern der gesamte Wellness- und Beautybereich profitiert vom Einsatz der Akupunkturmatte. Wirkliche Schönheit lässt sich nicht durch Übertünchen von äußerlichen Schwachstellen gewinnen. Schönheit kommt von innen. Sie geht von Menschen aus, die ihre innere Ruhe, ihre Entspanntheit als Kraft ausstrahlen. Zu dieser Ausstrahlung verhilft ihnen die Matte, weil sie reichlich Glücksbotenstoffe aktiviert. Glück wird hierbei als ein Zustand verstanden, der nicht von der Erfüllung äußerer Wünsche herrührt. Die erhöhte Ausschüttung von Glücksbotenstoffen ist es, die zugleich ein strahlenderes Aussehen und eine straffere Haut bewirkt. Doch dieser Erfolg tritt eher nebenbei ein. Selten ist er das eigentliche Ziel der Anwendung.

Selbst bekannte Schauspielerinnen und Schauspieler benutzen die Akupressurmatte, um fit zu bleiben und ihre Ausstrahlung zu behalten oder zu verstärken. So empfiehlt zum Beispiel Ursula Karven die Anwendung für alle, die ihre Rückenmuskulatur entspannen, stressfreier und gelassener durch den Alltag gehen oder einfach nur gesunden Schlaf finden wollen.[14] Dass die Matte etliches für die Schönheit bewirkt, weiß man spätestens, wenn man Ursula Karven in einem ihrer Filme sieht.

Wie die Matte wirkt

Schon wenn man sich das erste Mal auf die Akupressurmatte legt, stellen sich schnell angenehme Empfindungen ein. Um die behandelten Regionen entsteht Wärme. Entspannung wird spürbar.

Das Prinzip der Wirkung ist einfach und greift eine uralte Heilmethode der Traditionellen Chinesischen Medizin (TCM) auf: die Akupressur. Die Lehre der Akupressur basiert darauf, dass bestimmte Punkte des Körpers, die in Verbindung mit den Organen stehen, speziell stimuliert werden können. Nach Auffassung der TCM existieren im menschlichen Körper zwölf Kanäle, die sogenannten Meridiane, in denen die Lebensenergie Qi oder auch Chi fließt. Auf diesen Meridianen liegen zahlreiche Akupressurpunkte, die den gesamten Organismus beeinflussen können. Mit bis zu 11.550 pyramidenartigen Spitzen aus ABS-Kunststoff stimuliert die Matte Hunderte dieser Punkte gleichzeitig und fördert so die Durchblutung.

Die moderne Version des Nagelbettes verdankt ihre Wirkung einer mechanischen Hautstimulation, deren Wur-

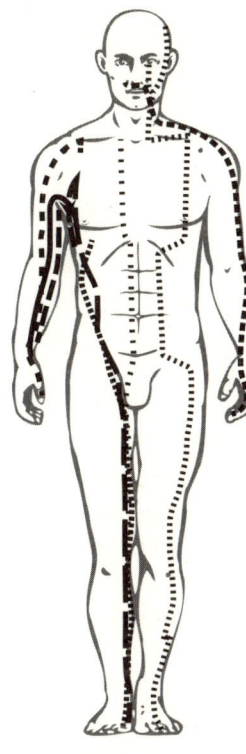
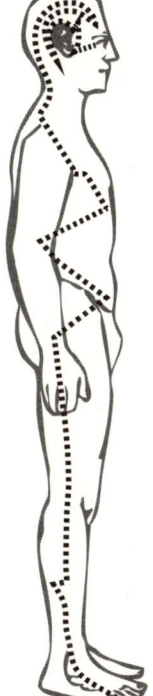
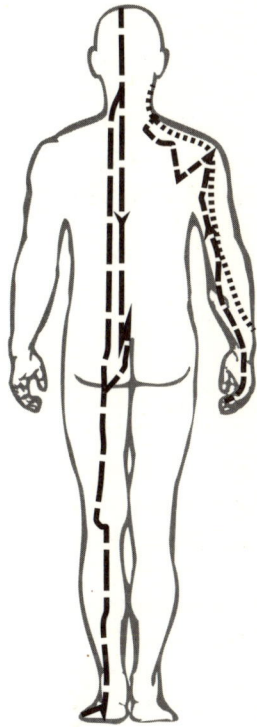

Körper vorne

Dickdarmmeridian
■ ■ ■ ■ ■ ■ ■ ■ ■ ■ ■ ■

Magenmeridian
ıııııııııııııııı

Milz-Pankreas-Meridian

Herzmeridian
━ ━ ━ ━ ━

Nierenmeridian
ı ı ı ı ı ı ı ı ı ı ı

Kreislauf-Sexualität-Meridian

Lebermeridian
ıııııııııııııı

Lungenmeridian
━ ━ ━ ━ ━ ━

Körper seitlich

Gallenblasenmeridian
ıııııııııııııııııııııı

Körper hinten

Dünndarmmeridian

Blasenmeridian
━ ━ ━ ━ ━

Dreifacher-Erwärmer-Meridian
ıııııııııııııııııııııııııııııı

In den zwölf Meridianen fließt
die Lebensenergie Qi.

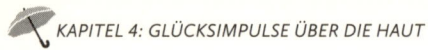

Konkrete Tipps: Akupressur mit der Nadelmatte

→ Die Matte wird auf dem Boden, auf einem Bett oder Sofa ausgebreitet, und man legt sich vorsichtig mit dem Rücken darauf.

→ Jetzt soll man am besten tief und ruhig in den Bauch atmen und entspannen.

→ Schon in der Eingewöhnungsphase von 10 bis 15 Minuten ist eine angenehme Wärme spürbar. Stressempfindungen lassen langsam nach.

→ Nach 25 bis 40 Minuten stellen sich Entspannung und Wohlbefinden ein.

zeln Tausende von Jahren zurückreichen. Dabei werden insgesamt zahlreiche wichtige Akupunktur- und Akupressurpunkte vor allem im Bereich der Wirbelsäule und des gesamten Rückens aktiviert. Zugleich steigert sich so die Durchblutung.

Das Wichtigste aber ist: Die Nadelreizmatte bringt den Körper dazu, Endorphine und „Glückshormone" zu aktivieren. Sie sind natürliche „Schmerzkiller" und sorgen für mehr Wohlbefinden und für Entspannung.[15]

Weitere Anwendungsmöglichkeiten

Die allermeisten Menschen schlafen besonders gut, wenn sie sich vor dem Zubettgehen auf die Matte legen. Falls Sie zu denjenigen gehören, die sich nach der Anwendung abends frisch und voller Tatkraft fühlen, kann es für Sie günstiger sein, die Matte morgens vor dem Aufstehen zu benutzen.

Neben der üblichen Grundposition in Rückenlage bietet die Akupressurmatte eine ganze Reihe weiterer Einsatzmöglichkeiten:

→ Auf dem Bauch liegend lässt sich die Verdauung verbessern. Auch Spannungen im Oberbauch und der Atemmuskulatur kann man so lösen.

→ Besonders praktisch ist die Verwendung auf einem (Büro-)Stuhl: Dies kann helfen, Spannungen im Lendenwirbelbereich und Gesäß (Ischias) zu lösen. Man kann sich dazu auf die Matte setzen oder sich auch mit dem Rücken anlehnen.

→ Auch Verspannungen im Kinn, Nacken- und Schläfenbereich lassen sich lindern: Dazu kann man sich in einer seitlichen Liegeposition vorsichtig mit der Wange auf die – mit den Nägeln nach außen – gerollte Matte legen.

Glück auf Fingerdruck

Wenn Sie mehr Power und gute Ideen brauchen, sich besser entspannen oder schlafen möchten, so ist die Nadelmatte längst nicht die einzige Möglichkeit, Glücksempfindungen über die Haut anzureichern. Die Traditionelle Chinesische Medizin (TCM) kennt ausgesprochene Glückspunkte, die sich nicht nur mit Nadeln, sondern ebenso durch Druck mit den Fingern aktivieren lassen.

Mit den Methoden der Akupressur kann man das Glück auf einfache Weise stimulieren. Hier sind zwei Übungen, die sich besonders leicht in den Alltagsablauf einfügen lassen.

Beide führen meist schon nach kurzer Zeit dazu, dass sich die Laune bessert, düstere Gedanken verschwinden und man sich wohlig entspannt fühlt; diese Methode hat sich übrigens auch bei Schlafstörungen bewährt. Per Fingerdruck können

Sie auf diese Weise innerhalb weniger Minuten Gelassenheit und Ruhe, neue Kraft oder gute Laune tanken. Ein besonderer Vorteil: Die Übungen lassen sich allerorts und jederzeit durchführen.

Konkrete Tipps zur Anwendung der Glücks-Fingerakupressur

Übung 1

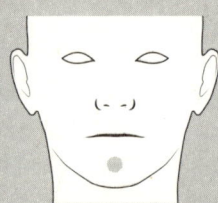

→ Drücken Sie den in der Mitte zwischen Kinn und Unterlippe gelegenen Akupunkturpunkt mit dem Mittel- und Zeigefinger sanft etwa ein bis drei Minuten lang.

→ Wiederholen Sie diese Übung bis zu dreimal pro Tag.

Übung 2

→ Nehmen Sie Ihre Ohrläppchen zwischen Daumen und Zeigefinger und kneten Sie diese zwei Minuten lang kräftig durch.

→ Auch diese Übung wiederholen Sie am besten bis zu dreimal im Laufe des Tages. Sie stimulieren damit alle auf dem unteren Teil des Ohres gelegenen Glückspunkte.

Kapitel 5: Glück durch Licht, Ruhe und Bewegung

In diesem Kapitel geht es zunächst um weitere zusätzliche Methoden, wie sich die Glücksfähigkeit über Einwirkungen auf die Haut erhöhen lässt. Außerdem erfahren Sie darin, warum Bewegung und Sonnenlicht für die Gesundheit so wichtig sind. Praktische Tipps zeigen Ihnen, wie Sie es am besten schaffen können, Bewegung an der frischen Luft in Ihr tägliches Leben einzufügen, damit Sie möglichst viel Freude daran haben. So ist die Chance am größten, dieses Programm dauerhaft als feste Gewohnheit beizubehalten und den größten gesundheitlichen Nutzen daraus zu gewinnen.

Bewegung und Sonnenlicht fördern die Glücksfähigkeit

> *„Wende dein Gesicht der Sonne zu und die Schatten fallen hinter dich – so sagt es eine alte Volksweisheit. In der Tat: Schwermut und Trübsinn verfliegen, wenn Sonnenschein unser Leben erhellt. Das Gemüt wird sonnig und heiter, frei von finsteren und düsteren Gedanken: Es ist doch erstaunlich, was ein einziger Sonnenstrahl mit der Seele eines Menschen machen kann."*
> Fjodor Michailowitsch Dostojewski,
> russischer Schriftsteller, 1821–1881

Alles Leben auf der Erde ist untrennbar verbunden mit der Kraft der Sonne. Ohne ihr Licht gäbe es kein Pflanzenwachstum und ohne Pflanzen kein menschliches Leben. Kein Wunder also, dass seit Jahrtausenden viele Völker, von den Ägyptern und Babyloniern bis zu den Inkas, die Sonne als Gottheit verehrten. In den Mythen zahlreicher Religionen ist die Sonne Leben spendender Mittelpunkt, im römischen Sonnenkult ebenso wie im Hinduismus und Buddhismus, bei den Druiden, Azteken oder Inkas. Jeder kennt dieses Gefühl von neuer Frische, Kraft und Jugendlichkeit, wenn nach langen dunklen Wintertagen plötzlich die Sonne wieder scheint.

Schon vor 6.000 Jahren nutzten ägyptische Ärzte die Heilwirkung der Sonne bei Herzkrankheiten. Sie bauten besondere

Tempel zur Lichtbehandlung. Die Römer verschickten ihre Kranken zu einer Art Kuraufenthalt an Orte mit hoher Sonneneinwirkung. Die Olympiakämpfer des klassischen Altertums hielt man dazu an, sich der Sonne auszusetzen, um so ihre Leistung zu steigern. Der griechische Arzt und Historiker Herodot (um 480–424 v. Chr.) erkannte die große Bedeutung, die Licht für die Heilung kranker Menschen hat. Er gilt als Vater der Sonnentherapie. Hippokrates (um 460–370 v. Chr.), der berühmteste Arzt der Antike, empfahl, Wohnhäuser an den Osthängen der Berge zu bauen, damit die Menschen die Heilkraft der Morgensonne nutzen können. Viel später, um 1820, fand der polnische Arzt Jedrzej Sniadecki (1768–1838) heraus, dass Kinder in der Stadt Warschau weit öfter unter Rachitis litten als Kinder auf dem Land. Er erkannte als Ursache den Mangel an Sonnenlicht und behandelte seine kleinen Patienten erfolgreich, indem er sie aufs Land schickte. Auch Pfarrer Sebastian Kneipp (1821–1897), eigentlich Spezialist für die Wassertherapie, schätzte den Wert des Sonnenlichts für die Heilung hoch ein. Noch entscheidendere Impulse gab der Schweizer Naturheiler Arnold Rikli (1823–1906). Er erkannte: „Wasser wirkt Wunder, Luft vermag noch mehr, am wirksamsten jedoch ist das Licht."[16]

Die Wirkung des Sonnenlichts

In Verruf geraten ist das Sonnenlicht erst in unserer Zeit durch die schwindende Ozonschicht und die dadurch bedingte erhöhte UV-Strahlung. In der Tat kann übertriebene Sonnenbestrahlung zu einer Schädigung der Hautzellen und zu Hautkrebs führen. Doch es gibt bisher keinen wissenschaftlichen Beweis dafür, dass man Hautkrebs bekommt, wenn man sich in angemessen dosierter Form dem Sonnenlicht aussetzt. Im Gegenteil: Das Sonnenlicht gibt dem Körper einen natürlichen Rhythmus vor, in den er Tag und Nacht, im Sommer wie im Winter, eingebettet ist. Mit seiner Hilfe schalten wir nachts auf Ruhe und Erholung. Das Licht am Morgen sorgt für neue Energie. Alle Stoffwechselvorgänge kurbelt es an. Vor allem aber beugt Sonnenlicht einer ganzen Reihe von Krankheiten vor. Zum Beispiel verhütet es Osteoporose und andere Knochenkrankheiten. Besonders im Alter fällt es dem Körper schwerer, Sonnenlicht in Vitamin D umzuwandeln. Deshalb ist es gerade bei älteren Menschen wichtig, für eine vernünftige Sonnenbestrahlung zu sorgen. Bei ihnen ist das Risiko, osteoporosebedingte Frakturen zu erleiden, weit höher als die Gefahr von Hautkrebs.

Neuere wissenschaftliche Studien aus den USA konnten zeigen, dass sich erhöhte Blutdruckwerte schon durch dreimalige Bestrahlung pro Woche mit Sonnenlicht innerhalb von sechs Wochen senken ließen. Ebenso ließ sich Herzschwäche durch Sonnenbestrahlung günstig beeinflussen. Menschen in sonnigen Klimazonen leiden seltener unter Erkrankungen der Herzkranzgefäße. Autoimmunerkrankungen wie Multiple Sklerose, Diabetes Typ 1, Schuppenflechte oder rheumatoide Arthritis treten in Klimazonen mit langer Sonnenscheindauer seltener auf als in anderen Gegenden.

Fällt sichtbares Licht ins Auge, so kommt es durch komplizierte Umwandlungsvorgänge im Körper zu einem Anstieg des Wohlfühlhormons Serotonin im Gehirn.

Nach Sonnenbestrahlungen kommt es häufig zu einer Besserung von Nacken-, Rücken- oder Knieschmerzen. Auch bei bestimmten Arten von Krämpfen und Durchblutungsstörungen führt die Behandlung mit Sonnenlicht oftmals zu einer Besserung der Symptome.

Helles Tageslicht hilft, die Sehkraft zu erhalten. Gerade für Menschen, die viel in Büros an Bildschirmen arbeiten, ist es wichtig, ausreichend Zeit ohne Sehhilfen im Freien zu verbringen und das Tageslicht ungefiltert in die Augen scheinen zu lassen. Natürlich soll man dabei vermeiden, direkt in die Sonne zu schauen.

Sonnenlicht regt den Körper zu einer weit stärkeren Entgiftung an. Umweltgifte werden ebenso wie Stoffwechselgifte und Abfallstoffe bei einem Krankheitsprozess (z.B. Grippe oder Erkältung) verstärkt ausgeschieden.

Durch regelmäßige Sonnenbäder lässt sich die körpereigene Abwehr deutlich erhöhen und das Krebsrisiko senken. Maßvolle Sonnenbestrahlung ist eine rundum geeignete Möglichkeit, mehr Gesundheit und Wohlgefühl zu schaffen.[17]

Licht ist Leben

Bei der Sonnenbad-Therapie, wie sie der bekannte Naturarzt Louis Kuhne (1835–1901) verordnete, legt sich der Patient unbekleidet an ein windgeschütztes Plätzchen und lässt sich zu Beginn der Therapie etwa fünf Minuten lang von der Sonne bescheinen. Dabei wechselt er regelmäßig zwischen Bauch- und Rückenlage. Kopf und Gesicht werden allerdings immer geschützt.

Am besten eignen sich die Stunden am frühen Morgen oder am späten Nachmittag für die Sonnentherapie. Dagegen sollte die heiße Mittagszeit womöglich noch nach dem Essen auf jeden Fall gemieden werden.

Die Dauer des Sonnenbades sollte man von fünf Minuten auf bis zu 15 oder 20 Minuten steigern, je nach Intensität der Sonneneinstrahlung und der Hautempfindlichkeit. Entscheidend ist immer das persönliche Wohlgefühl des Patienten.

Die therapeutischen Sonnenbäder nach Kuhne aktivieren vor allem den Stoffwechsel, sorgen für eine stärkere Entgiftung und ein stabiles Immunsystem. Sie schaffen optimale Voraussetzungen, um die Gesundheit insgesamt zu stabilisieren und auf diese Weise Krankheiten abzuwehren.[18]

Die Dosis entscheidet

Die Heilkraft der Sonne voll auszuschöpfen, ist auf noch einfachere Weise möglich. Der amerikanische Vitamin-D-Forscher Dr. Michaelf. Holick[19] setzt darauf, dass die Menschen lernen können, die positiven Wirkungen des Sonnenlichts wohl dosiert zu nutzen. Dafür genügt es, in jeder Jahreszeit, in der die Sonne scheint, zwei- bis dreimal pro Woche 25 Prozent der Körperoberfläche wenige Minuten lang der Sonne auszusetzen. Die genaue Dauer unterscheidet sich je nach Hauttyp. Setzt man sich mit einer Badehose oder einem Badeanzug der Sonne aus, so bestrahlt man rund drei Viertel der Hautoberfläche. Für diesen Fall vermindert sich die Bestrahlungszeit nochmals um ein Drittel. Über die Sonnenmonate verteilt genügen bei regelmäßiger Anwendung bereits wenige Minuten, um die heilende Kraft der Sonne voll auszuschöpfen und jede schädliche Wirkung zu vermeiden. Im Hochsommer sollte man die Mittagszeit allerdings aussparen.

Leben ist Bewegung

Bewegung führt auf einfache und besonders schnelle Weise zum Glück. Durch Ausschütten von Glückshormonen belohnt uns unser Körper unmittelbar für die Anstrengung. Jeder kennt das: Wenn man einige Zeit lang nur herumgesessen hat, spürt man das starke Bedürfnis nach Bewegung. Im Vergleich zu unseren Vorfahren bewegen wir modernen Menschen uns kaum noch.

Die meisten Berufe werden heute im Sitzen vor dem Computerbildschirm ausgeübt. Sogar Landwirte, die früher körperlich schwer arbeiteten, sitzen heute auf ihren Treckern und bekommen Bandscheibenleiden. Selbst die Versorgung des Viehs erfolgt heute überwiegend computergesteuert. Wir fahren mit dem Auto zur Arbeit, sitzen den ganzen Tag über in Büros, benutzen Aufzüge statt Treppen, und nach Feierabend sitzen wir vor dem Fernseher. Dass Depressionen sich zur neuen „Volksseuche" entwickeln, ist (neben anderen Ursachen) die Folge eines Lebens mit zu wenig Bewegung.

Bewegung bringt den größten gesundheitlichen Nutzen, wenn sie an der frischen Luft stattfindet. Die Luft in den Räumen ist meist nicht gut. Im Winter enthält sie infolge des Heizens zu wenig Feuchtigkeit. Die Nasenschleimhäute trocknen aus. Erkältungen entstehen so verstärkt. Menschen, die sich viel an der frischen Luft aufhalten, kennen solche Probleme nicht.

Zudem fehlt den Menschen, die ihre Tage in Räumen zubringen, das nötige Licht. Wir bekommen nur einen winzigen Bruchteil des Lichts, das wir brauchen, damit unser Körper genug Vitamin D bilden kann. Vor allem ältere Menschen, die selten draußen sind, leiden unter Vitamin-D-Mangel. Knochenerkrankungen sind die Folge. Licht braucht der Organismus aber auch, um Dopamin zu bilden. Fehlt es daran, so entstehen gehäuft Depressionen.

Unsere Gene sind immer noch die gleichen wie die unserer Ahnen, die sich als Waldläufer, Jäger, Hirten und Bauern ständig in der freien Natur bewegten. Doch unsere Lebensweise der Bewegungsarmut hat sich um Welten von ihnen entfernt.

Die Antwort kann nur sein: Gehen Sie hinaus in die Natur, so oft Sie können und Ihr Alltag es Ihnen erlaubt. Bewegen Sie sich viel an der frischen Luft. Greifen Sie bei schönem Wetter nicht gleich zur Sonnenbrille. Die Augen brauchen Helligkeit. Nehmen Sie öfters gemäßigte Sonnenbäder, bei denen Sie möglichst viel Hautfläche Ihres Körpers kontrolliert der Sonne aussetzen. Nicht gemeint ist damit selbstverständlich stundenlanges Braten in der Sonne, denn dabei entsteht weit mehr Schaden als Nutzen.

Bewegungsmangel macht krank

Leben ist Bewegung. Der Mensch ist auf Bewegung hin angelegt. Ihre ganze lange Entwicklungsgeschichte hindurch, vom Jäger und Sammler bis zum Ackerbauern, immer haben sich die Menschen bewegt. Erst in den letzten fünfzig Jahren der Neuzeit sitzen sie – in der Schule, im Auto, im Büro, an Computern, vor Bildschirmen im Beruf und in der Freizeit. Sie sitzen und sitzen – ihr ganzes Leben und den lieben langen Tag hindurch.

Immer mehr Kinder leiden heute schon unter Fettleibigkeit, weil sie sich zu wenig bewegen. Unter den Gesundheitsexperten besteht schon lange Einigkeit darüber, dass körperliche Bewegung zur Erhaltung der Gesundheit notwendig ist. Bewegung vertreibt die Krankheit. Ihr Fehlen öffnet der Krankheit Tür und Tor.

Regelmäßige körperliche Bewegung wirkt sich günstig auf Herz und Lungen aus. Sie verbessert den Zustand der Blutgefäße, der Muskeln, Sehnen und Bänder, den Hormonhaushalt und selbst die seelische Stimmung. Ganz nebenbei beeinflusst Bewegung auch noch das Körpergewicht, indem sie überflüssiges Fett abbauen hilft.

Langzeitstudien an insgesamt mehr als einer Million Menschen ergeben einen Unterschied in der Lebenserwartung von bis zu zehn Jahren zwischen denjenigen, die sich sportlich betätigen, und solchen, die sich kaum bewegen.[20]

Menschen, die an Müdigkeit, Rückenschmerzen und Kreislaufproblemen leiden, gehen in der Regel zum Arzt. Der verschreibt ihnen Medikamente für den Kreislauf, fürs Herz, gegen Rückenschmerzen. Mag sein, dass sie helfen. Aber sie lösen andere Probleme aus. Die eigentliche Ursache liegt eben woanders. Sie kann der Arzt nicht lösen. Die eigentliche Ursache heißt Bewegungsmangel. Sie ist eine Zivilisationskrankheit. Aber wir können etwas dagegen tun, ohne Medikamente, kostenlos, ohne Nebenwirkungen.

Als Sammler, Jäger und Ackerbauern waren die Menschen ständig in Bewegung, um Nahrung heranzuschaffen. Uns modernen Menschen stehen immer neue Apparate zur Verfügung, um uns körperliche Anstrengungen zu ersparen. Gegenüber früheren Generationen haben wir mehr an Freizeit gewonnen. Wir müssen lernen, einen Teil dieser Freizeit freiwillig für Bewegung einzusetzen, wenn wir gesund bleiben wollen.

Ohne regelmäßige Bewegung funktioniert unsere körpereigene Abwehr nicht. Ohne Bewegung übersäuert unser Körper. Die Muskeln verkümmern. Sie lagern Schlackenstoffe ein. Ohne Bewegung kann selbst das Herz nicht richtig arbeiten. Und im Gehirn tritt Sauerstoffmangel ein, der unser Denkvermögen und unser Wohlbefinden beeinträchtigt.

Bewegung führt zurück zu einem gesunden Leben. Sie bringt Lebensfreude, heilt Depression, Übergewicht, Rückenschmerzen, Schlafstörungen und vieles mehr. Bewegung hält uns jünger als dies unserem kalendarischen Alter entspricht. Bewegung baut Stress ab. Durch Bewegung kommen wir zur

Ruhe. Leben besteht aus einem Wechsel von Anspannung und Entspannung. Fehlt die Anspannung, so tritt auch die Entspannung nicht ein. Nervösen Störungen, von chronischer Unruhe bis zu chronischer Müdigkeit, öffnet der Bewegungsmangel die Türe.

Bewegung fördert positive Lebensabläufe

Bewegung hat eine Vielzahl von positiven Auswirkungen auf unseren Organismus: Sie kräftigt die Muskulatur. Das ist wichtig, weil bei den meisten Menschen zwischen dem 20. und dem 70. Lebensjahr bis zu 40 Prozent der Muskelkraft verlorengeht.

Sämtliche Körperzellen erhalten durch Bewegung eine bessere Sauerstoffversorgung. Sie können deshalb ihre Aufgaben besser erfüllen. Knochen, Sehnen und Bänder werden belastbarer. Das Herz arbeitet besser. Der Blutdruck und die Blutfettwerte sinken. Das Blut fließt besser. Die Blutgefäße werden elastischer. Die Gefahr von Arteriosklerose sinkt. Das Gehirn erhält eine bessere Durchblutung. Kreativität, Denk- und Gedächtnisleistung erhöhen sich, die Konzentrationsfähigkeit wird gefördert. Die Lungen werden besser belüftet und mit Sauerstoff versorgt. Das „schlechte" LDL-Cholesterin im Blut sinkt, das „gute" HDL nimmt dagegen zu. Der Harnsäurespiegel sinkt. Durch das Schwitzen scheidet der Körper Schlackenstoffe leichter aus. Die Darmtätigkeit verbessert sich.

Das seelische Wohlbefinden nimmt zu, vor allem die geistige Frische und das Selbstwertgefühl. Das Gefühl für den eigenen Körper verstärkt sich, ebenso die Belastbarkeit bei Stress unterschiedlichster Art. Die Lebensqualität nimmt im Ganzen zu.

Freude an der Bewegung

Am besten überlegen Sie sich, welche Art von Bewegung Ihnen als festes Freizeitprogramm den meisten Spaß machen würde. Freude ist wichtig.

Wenn das Ganze nur eine lästige Pflichtübung für Sie ist, dann werden Sie Ihr Bewegungsprogramm wahrscheinlich bald wieder aufgeben. Es kommt nicht darauf an, Ehrgeiz zu entwickeln oder Höchstleistungen zu vollbringen. Sie brauchen nicht unbedingt besser als andere zu sein. Im Grunde geht es nur darum, den inneren Schweinehund zu überwinden. Das gelingt am sichersten mit einem Bewegungsprogramm, das Ihnen richtig Spaß macht. Manchmal verstärkt sich die Freude an der Bewegung schon, wenn man einmal angefangen hat und als ersten Erfolg spürt, dass man sich einfach wohler fühlt.

Bewegung lässt sich recht gut in den normalen Alltag einbauen. Vielleicht können Sie mit dem Fahrrad zur Arbeit fahren, statt wie bisher mit dem Auto. Oder wenn Sie mit öffentlichen Verkehrsmitteln unterwegs sind, steigen Sie einfach eine Station früher aus und gehen Sie den Rest des Weges zu Fuß. Bleiben Sie im Bus oder in der Bahn stehen, anstatt sich hinzusetzen. Nehmen Sie die Treppe, anstatt den Lift zu benutzen. Stehen Sie zwischendurch immer mal wieder auf, wenn Sie am Computer arbeiten oder telefonieren. Gehen Sie in Ihrer Mittagspause spazieren. Verzichten Sie für kleinere Besorgungen auf das Auto.

Es müssen keine Hochleistungen sein

Auf keinen Fall sollten Sie Ihr Bewegungsprogramm übertreiben. Zu viel Ehrgeiz schadet mehr, als er nutzt. Manche Hobbysportler, die plötzlich Höchstleistungen erbringen möchten, schädigen ihre Gesundheit oft unbewusst. Der Grund: Bei ungewohnter Anstrengung können viele freie Radikale entstehen. Zugleich vermindert übermäßige Anstrengung die Zahl der körpereigenen Radikalenfänger, wie Zink, Magnesium, Natrium und Selen, weil sie dem Körper mit dem Schweiß verloren gehen und so schnell nicht wieder vom Organismus ersetzt werden können.

Welche Art von Bewegung ist die richtige für Sie?

Laufen, Walking, Schwimmen, Radfahren, Inlineskaten, Skilaufen, Tanzen oder Wandern – im Grunde ist es gleich, für welche Bewegungsart Sie sich entscheiden. Hauptsache, Sie haben viel Freude dabei! Selbst beim Meditieren muss man nicht unbedingt still auf dem Kissen sitzen, sondern die Gehmeditation ermöglicht ein wirksames Training von Körper und Geist gleichzeitig.

Wichtig ist: Sie sollten wenigstens drei- bis viermal pro Woche richtig ins Schwitzen kommen. Als Belastungsdauer empfiehlt der bekannte Sportarzt und Betreuer der deutschen Fußballnationalmannschaft, Dr. Müller-Wohlfahrt, jeweils 30 bis 60 Minuten. Der Puls sollte dabei schon 130 erreichen.[21]

Walking

Wenn Sie mit Joggen nicht so gut klarkommen, ist vielleicht Walking eher das Richtige für Sie. Vor allem bei Übergewicht staucht Walking die Gelenke nicht so stark. Dieser Aspekt kann auch für ältere Menschen von Bedeutung sein.

Walking ist lockeres, zügiges Gehen, ein wenig schneller als beim Spazierengehen, doch deutlich langsamer als beim Joggen. Arme, Beine und Becken bewegen sich dabei in einem gleichmäßigen Rhythmus. Walking, als Bewegungsprogramm drei- bis viermal pro Woche durchgeführt, ist ein guter Ersatz für regelmäßiges Joggen. Durch die Verwendung von Stöcken können die Gelenke stärker entlastet und der Trainingseffekt erhöht werden.

Radfahren

Der Vorteil beim Radfahren liegt darin: Sattel und Lenker stützen das Körpergewicht gut ab. Dadurch werden die Gelenke trotz der Bewegung weniger belastet. So kann sich mehr Gelenkschmiere bilden. Sie ist wichtig als Knorpelschutz vor Abnutzung.

Radfahren stärkt die Funktion der Lungen und des Herzes. Zugleich hat es einen blutdrucksenkenden Einfluss. Radfahren trainiert besonders die Oberschenkel- und Wadenmuskulatur. Diese Sportart eignet sich auch für ältere Jahrgänge. Sie erhöht die gesamte Vitalität.

Schwimmen

Schwimmen regt den gesamten Organismus an. Zahlreiche Muskelgruppen werden dabei beansprucht, vor allem die Bauch- und Rückenmuskulatur und die bei vielen Büro- und Computermenschen verspannten Nacken- und Schultermuskeln.

Schwimmen härtet zugleich den ganzen Körper ab. Er lernt, die Körpertemperatur wieder besser zu regeln und Erkältungskrankheiten gegenzusteuern. Schwimmen stärkt das Herz-Kreislauf-System und das vegetative Nervensystem. Da im Wasser alle Bewegungen sanfter verlaufen und das Körpergewicht vom Wasser getragen wird, schont Schwimmen als Bewegungsprogramm die Gelenke und die Wirbelsäule.

Inlineskating

Inlineskating hat sich in den letzten Jahren als Sportart sehr stark verbreitet. Man erreicht dabei Geschwindigkeiten von 30 bis 40 Stundenkilometern – eine rasante Sportart, die viel Spaß machen kann. Trainiert werden vor allem Herz und Kreislauf und die Beinmuskulatur. Die Sturzgefahr sollte jedoch nicht unterschätzt werden. Helm, Ellenbogen-, Knie- und Handgelenkschutz sind dringend erforderliche Sicherheitsmaßnahmen.

Skilanglauf

Skilanglauf als klassische Ausdauersportart trainiert den ganzen Körper hervorragend. Fast die gesamte Muskulatur ist bei diesem Sport gefordert. Außerdem übt man die Koordination unterschiedlicher Bewegungsabläufe. Als dauerhaftes Bewegungsprogramm hat der Skilanglauf allerdings nur für Menschen Bedeutung, die in einer schneesicheren Gegend wohnen. Aber auch ein kürzerer Winterurlaub bringt in Verbindung mit dem Klimaanreiz, möglichen Sonnenstunden und der frischen Luft viel gesundheitsfördernde Wirkung.

Joggen

Laufen ist die wirksamste Möglichkeit, Fett loszuwerden. Beim Laufen sind rund 70 Prozent aller Muskeln gefordert. Sie verbrennen während des Laufens Fett. Laufen ist wie eine Sauerstoffdusche. Noch lange nach dem Joggen bleibt der Stoffwechsel angeregt.

Ein Lauftraining sollte möglichst viermal pro Woche stattfinden und jeweils mindestens 30 Minuten dauern. Dann erst wird die Muskulatur optimal durchblutet. Wenn Sie anfangs noch keine 30 Minuten schaffen, wechseln Sie Laufen und Gehen immer wieder ab. Beginnen Sie mit einer Minute Laufen, dann eine Minute Gehen. Am nächsten Tag laufen Sie zwei Minuten und gehen wieder zwei Minuten im Wechsel, bis Sie 30 Minuten erreicht haben. Länger als 30 Minuten zu laufen, schadet natürlich nicht. Ganz im Gegenteil, lassen Sie sich nicht aufhalten!

Beim Laufen fühlt man sich wie von selbst sehr wohl. Denn der Körper schüttet verstärkt Glückshormone aus. Erfahrene Läufer nennen dieses Glücksgefühl „Joggers High". Stresshormone baut der Organismus dagegen beim Laufen spielend ab. So schützt der Körper sich während der Bewegung vor Schäden am Blutgefäßsystem, aus denen Infarkte und Arteriosklerose entstehen können.

Meditation beim Gehen

Sehr hilfreich für Körper und Seele sind sogenannte Gehmeditationen. Man geht dabei langsam und achtsam. Die Schrittfolge und den Atem bringt man in Einklang und spürt der Bewegung des Körpers und der Berührung mit dem Boden bei jedem Schritt nach. Das Ganze fühlt sich an wie ein gleichmäßiges Fließen. Entsprechend angenehm entspannend ist die Wirkung. Glücksgefühl entsteht reichlich.

Meditationen lassen sich ebenso gut in Bewegung ausüben wie im Sitzen. Manchen Menschen fällt es schwer, in Ruhehaltung zu meditieren – vielleicht weil sie in ihrem Beruf ohnehin schon zu viel sitzen. Mitunter haben sich auch Stress und Spannungen, innere Erregung, Wut oder Schmerz in uns so stark aufgestaut, dass sie einfach in Bewegung umgesetzt werden müssen. Gehen erleichtert dann die Meditation.

Bei der Gehmeditation richtet sich die Aufmerksamkeit auf das Gehen selbst. Spüren Sie einfach der Bewegung Ihres Körpers nach: Wie fühlt es sich an, wenn der Fuß auf den

Boden aufsetzt? Wie spüren Sie die Bewegung Ihres Körpers beim Gehen? Wie fühlt sich Ihr Atem an?

Bei der Gehmeditation geht es nicht darum, irgendwo hinzugelangen. Wenn man kein bestimmtes Ziel erreichen muss, wird es entschieden leichter, dort zu sein, wo man ist. Gehmeditation kann man beim langsamen Gehen ebenso üben wie in flotter Gangart. Wichtig ist nur, dass Sie die Bewegung des Gehens spüren – in Ihren Füßen, in den Beinen, in der Haltung, in Ihrer Art und Weise zu gehen, Augenblick für Augenblick. Schritt für Schritt beobachten Sie Ihr Gehen innerlich.

Am besten üben Sie Ihre Gehmeditation an einem Ort aus, an dem Sie nicht gerade die Aufmerksamkeit anderer Menschen auf sich ziehen. Ihr Garten eignet sich ebenso wie Wege, die durch Wiesen und Wälder führen, oder einsame Meeresstrände. Konzentrieren Sie sich einfach darauf, jeden Schritt so zu gehen, wie er kommt, jeden Augenblick so zu akzeptieren, wie er ist. Sie sind einfach nur in Ihrem Körper gegenwärtig, ohne zu werten oder zu urteilen, ohne ankommen zu wollen. Der Weg ist Ihr Ziel. Dabei werden Sie vielleicht den Wind im Gesicht spüren oder den Duft nach Sonne, nach Frühling oder nach Herbstblättern. Und Sie kehren mit Ihrer Aufmerksamkeit immer wieder zu Ihrem Atem zurück und spüren, wie er kommt und geht, immer wieder. Gehen ist auf diese Weise nichts anderes als Stille in Bewegung, fließende Achtsamkeit.

Eine halbe Stunde achtsames Gehen pro Tag reicht schon aus, um mehr Gelassenheit in das eigene Leben zu bringen. „Frieden ist jeder Schritt", sagt der bekannte buddhistische Mönch und Meditationslehrer Thich Nhat Hanh. Der Frieden in uns selbst ist zugleich der Anfang zu mehr Frieden in der Welt.

Konkrete Tipps: Glück durch Licht und Bewegung

→ Bewegen Sie sich möglichst viel an der frischen Luft in der freien Natur.

→ Entscheiden Sie sich für ein Bewegungsprogramm, das Ihnen richtig Spaß macht.

→ Bauen Sie dieses Programm fest in Ihren Alltag ein.

→ Nehmen Sie öfters gemäßigte Sonnenbäder.

→ Setzen Sie dabei möglichst viel Hautfläche Ihres Körpers der Sonne aus.

→ Beginnen Sie Ihre Sonnenbäder mit fünf Minuten täglich.

→ Steigern Sie die Sonnenbestrahlung allmählich auf 15 bis 20 Minuten je nach Hauttyp und Intensität der Sonneneinstrahlung.

→ Wählen Sie für Ihre Sonnenbäder die Stunden am Morgen oder am späten Nachmittag.

→ Vermeiden Sie stundenlanges Braten in der Sonne, vor allem in der Mittagszeit, womöglich nach dem Essen.

→ Alternativ bieten sich zur Steigerung des Wohlbefindens sogenannte Sonnenlichtlampen oder Vollspektrumleuchten an. Sie können zwar das natürliche Sonnenlicht nicht ersetzen, helfen aber über triste Novembertage und einsetzende Winterdepression hinweg.

Anleitung: Gehmeditation

→ Bringen Sie Bewusstheit in Ihr Gehen.

→ Spüren Sie, wie wunderbar es ist, gehen zu können, wie selbstverständlich Ihr Körper seine Arbeit verrichtet.

→ Spüren Sie, wie Ihre Füße vertrauensvoll und sicher Kontakt zur Erde finden.

→ Kehren Sie beim Gehen immer wieder mit Ihrer Aufmerksamkeit zu Ihrem Atem zurück.

Gut schlafen

Aber auch das Gegenteil von Bewegung, nämlich Ruhe, gehört unverzichtbar zu einem gesunden Leben. Fehlt es an Serotonin im Gehirn, so finden wir keinen erfrischenden Schlaf. Leidet aber die Schlafqualität, so entsteht kein ausgewogenes Körpergefühl. Schlaf ist eine Grundvoraussetzung für ein glückliches Leben.

Benjamin Franklin (1706–1790), Erfinder und Staatsmann, hat einmal gesagt: „Früh zu Bett und früh aufstehen macht den Menschen gesund, reich und klug." Für Frauen käme noch hinzu: Schlaf gilt als unabdingbar, um ihre Schönheit zu erhalten.

Rund ein Drittel unseres Lebens verbringen wir im Schlaf. Der Schlaf ist etwas Unumgängliches, ein täglicher Jungbrunnen, die wichtigste Regenerationsphase unseres Körpers und deshalb von enormer gesundheitlicher Bedeutung.

Doch was passiert eigentlich mit uns im Schlaf? Wie viel Schlaf braucht der Körper, um leistungsfähig, gesund, vital und glücklich zu sein? Und auf welche Besonderheiten sollten wir beim Gestalten unseres Schlafumfelds achten?

Was geschieht mit uns im Schlaf?

Der Schlaf teilt sich in verschiedene Phasen. In der Ruhephase nimmt die Hirnaktivität ab, der Körper entspannt und gleitet den größten Teil der Nacht vom seichten Schlummer in den Tiefschlaf. Der Organismus schaltet auf Sparflamme, der Blutdruck sinkt, Puls und Atmung werden langsamer: Der Traumschlaf mit der REM-Phase (REM=Rapid-Eye-Movement) beginnt. Augenzucken, gesteigerte Atemfrequenz, schnellerer Herzschlag bestimmen die Phase des Träumens. Immer wieder beginnt ein neuer Schlafzyklus. Alle Schlafphasen werden in unterschiedlicher Länge durchlaufen. Bestimmen längere Tiefschlaf-Abschnitte noch die erste Nachthälfte, so nimmt in der zweiten Nachthälfte die Dauer der REM-Phasen zu. Der Schlaf wird leichter. Die erste Hälfte des Nachtschlafes ist aufgrund der vielen Tiefschlafanteile für die körperliche Erholung am wichtigsten, ob vor oder nach Mitternacht ist weniger von Bedeutung.

Warum es so wichtig ist, gut zu schlafen

Schlafmangel führt zu geringerer Aufmerksamkeit. Lernen und Denken werden erschwert und Wahrnehmungen negativ beeinflusst. Zudem erhöht sich das Risiko von Herzerkrankungen und allen bereits beschriebenen Serotoninmangelerscheinungen, bis hin zu Depressionen.

Brauchen Neugeborene noch rund 16 Stunden Schlaf, so kommen Erwachsene im Durchschnitt mit 7 bis 8 Stunden aus. Bei älteren Menschen nimmt das Schlafbedürfnis eher ab.

Lebenswichtige Aufgaben werden im Schlaf erledigt. Das Immunsystem wird aktiviert und gestärkt, Zellen erneuern sich. Schlaf fördert Konzentration und Gelassenheit, hilft, Erlebtes zu verarbeiten, speichert Erlerntes und sorgt so für ein funktionierendes Gedächtnis. Anspannungen bauen sich im Schlaf leichter ab, und verbrauchte Energien regenerieren sich.

Richtige Schlafhygiene

Man sollte zu Bett gehen, wenn man wirklich müde ist und den Tag langsam ausklingen lassen. Sport oder Bewegung möglichst nicht direkt vor dem Schlafengehen! Ein Abendspaziergang ist dagegen empfehlenswert. 2 bis 3 Stunden vor der Nachtruhe verzichtet man besser darauf, größere Mengen zu essen.

Die Schlafumgebung und eine Bettstatt mit einer guten, bequemen Matratze sind genauso wichtig wie ein angenehmes Raumklima und frische Luft. Da Helligkeit und auch Lärm störend wirken, sollte für eine ruhige Umgebung und ausreichend Verdunklungsmöglichkeit im nicht überhitzten Schlafraum gesorgt werden. 17°C reichen für ein Schlafzim-

Konkrete Tipps: gesunder Schlaf

→ Menschen, die unter Schlafproblemen leiden, sollten vor dem Schlafengehen keine körperlich oder geistig anregenden Tätigkeiten durchführen. Sport oder intensives geistiges Arbeiten erhöhen die Wachheit und können den Beginn der Schlafphase hinausschieben.

→ Essen Sie nicht mehr am späten Abend, vor allem keine schwer verdaulichen Speisen. Die letzte Tagesmahlzeit sollte leicht sein und möglichst nicht später als 18 Uhr eingenommen werden. Damit beugen Sie zugleich Gewichtsproblemen vor. Denn spätabends eingenommene Mahlzeiten setzen besonders gut an.

→ Trinken Sie Alkohol abends möglichst nur in sehr geringen Mengen oder verzichten Sie ganz darauf. Er dient nicht dazu, entspannt in den Schlaf zu gehen. Lässt die Wirkung des Alkohols nach, erwacht man nach wenigen Stunden meist wieder. Das erneute Einschlafen wird dann umso schwieriger.

→ Wenn Sie unter wiederkehrenden Schlafproblemen leiden, trinken Sie in der zweiten Tageshälfte möglichst keine koffeinhaltigen Getränke. Dass Kaffee, Tee und Cola sich störend auf den Schlaf auswirken, ist heute wissenschaftlich nachgewiesen.

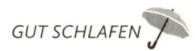

mer völlig aus. Kurzes Lüften vor dem Schlafengehen ist auf jeden Fall von Vorteil.

Wenn dann noch ein annähernd gleichmäßiger Schlaf-wach-Rhythmus eingehalten wird, steht einem erholsamen Schlaf und einem gelingenden Start in den neuen Tag nichts mehr im Weg. Ein guter Tag beginnt mit einer guten Nacht!

→ Lesen Sie spät am Abend keine Krimis und meiden Sie aufregende Fernsehsendungen.

→ Finden Sie heraus, was für Sie persönlich beruhigend wirkt. Manche Menschen empfinden es als angenehm, vor dem Schlafengehen ein heißes Bad zu nehmen. Andere wieder werden davon munter. Wieder andere schwören darauf, heiße Milch mit Honig vor dem Zubettgehen wirke Wunder!

→ Wenn Sie nachts wach im Bett liegen, ist es nicht gut, sich hin- und herzuwälzen und sich darüber zu ärgern, dass Sie nicht schlafen können. Stehen Sie dann lieber auf, lesen Sie, kochen Sie sich einen Kräutertee oder trinken Sie ein Glas Milch mit oder ohne Honig oder eine Tasse Kakao. Wenn Sie sich dann müde fühlen, legen Sie sich wieder hin.

→ Hilfreich sind auch Entspannungsübungen wie Yoga, Autogenes Training oder Meditation. Dabei kommen Körper und Geist wieder in Harmonie zueinander, es gelingt, den Alltagsstress besser zu verarbeiten und mehr Ausgeglichenheit zu finden.

→ Entwickeln Sie einen regelmäßigen Schlafrhythmus, indem Sie möglichst jeden Abend ungefähr zur gleichen Zeit zu Bett gehen.

Kapitel 6:
Sich glücklich
denken

Eigentlich sollte das Thema „Sich glücklich denken" am Anfang dieses Buches stehen. Denn der Geist bestimmt über den Körper. Unser Denken entscheidet, wie wir uns fühlen, ob wir das Glas Wasser als halb leer oder als halb voll ansehen, ob wir glücklich oder unglücklich sind, krank oder gesund. Als Menschen haben wir die Freiheit, wenigstens teilweise, uns für Glück oder Unglück zu entscheiden. Der Rest ist

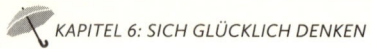

Schicksal oder Bestimmung, Vererbung oder Zufall, je nach persönlicher Sichtweise. Wenn ich mich dennoch entschieden habe, das Kapitel über Glücksdenken an den Schluss zu stellen, so aus dem einfachen Grund: In diesem Buch stehen Möglichkeiten im Vordergrund, wie wir unser persönliches Glücksempfinden durch Veränderungen im körperlichen Bereich beeinflussen können. Der Geist als Glücksfaktor erhält dadurch einen anderen Stellenwert. Er tritt stärker in den Hintergrund. Wichtig, weil glücksbestimmend, bleibt er dennoch.

Dieses Kapitel beginnt mit einem kleinen Test, der Ihnen hilft, festzustellen, wie es um Ihre Glücksfähigkeit bestellt ist. Weiter erfahren Sie darin, warum glückliche Menschen gesünder sind, wie Sie Ihre eigene Glücksfähigkeit stärken können und warum Begeisterungsfähigkeit die beste Nahrung für das Gehirn ist. Anhand biografischer Beispiele erhalten Sie ein Bild von Menschen, die den Weg zu einem glücklichen Leben selbst gegangen sind.

Ein einfacher Test: Wie glücksfähig sind Sie?

Wie steht es um Ihre Fähigkeit, Glück zu empfinden? Und in welche Richtungen können Sie Ihre Glücksfähigkeit weiterentwickeln? Der folgende kleine Test hilft Ihnen, genauer herauszufinden, wie es um Ihr persönliches Glückspotenzial steht.

Kreuzen Sie möglichst spontan eine der drei möglichen Antworten auf die folgenden Fragen an.[22]

❶ *Was mein Glück betrifft, halte ich mich eher für …*
  ○ einen Pechvogel 1
  ○ halbwegs glücklich 2
  ○ einen Glückspilz 3

❷ *Wenn ich mich mit anderen Menschen vergleiche, geht es …*
  ○ allen anderen besser 1
  ○ mir ungefähr ebenso gut wie den anderen 2
  ○ mir deutlich besser 3

❸ *Geld ist für mein Glück …*
  ○ sehr wichtig 1
  ○ halbwegs wichtig 2
  ○ weniger wichtig 3

❹ *Die Verhältnisse in meinem Leben sind …*
  ○ ziemlich chaotisch 1
  ○ einigermaßen in Ordnung 2
  ○ klar geordnet 3

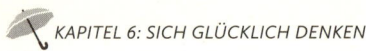

❺ *Ich bin dankbar für das, was ich habe:*
   ○ nie/selten 1
   ○ manchmal 2
   ○ sehr oft 3

❻ *Wenn mir etwas Unangenehmes zustößt, dann komme ich ziemlich schnell darüber hinweg.*
   ○ stimmt nicht 1
   ○ stimmt halbwegs 2
   ○ stimmt fast immer 3

❼ *Meine tägliche Fernsehzeit beträgt...*
   ○ mehr als drei Stunden 1
   ○ zwei bis drei Stunden 2
   ○ eine Stunde oder weniger 3

❽ *Nach anstrengenden Phasen kann ich mich schnell wieder erholen.*
   ○ ganz schlecht 1
   ○ halbwegs 2
   ○ sehr schnell 3

❾ *Freizeit bedeutet für mich:*
   ○ faulenzen 1
   ○ mäßig aktiv sein 2
   ○ aktiv sein 3

❿ *Ich betätige mich regelmäßig sportlich.*
   ○ nie 1
   ○ ab und zu 2
   ○ mehrmals pro Woche 3

⓫ *Ich treffe mich mit Freunden.*
○ nie/selten 1
○ gelegentlich 2
○ regelmäßig 3

⓬ *Wenn sich mir eine Chance bietet und die Gefahr des Schei-*
terns nicht zu groß ist, dann gehe ich schon mal Risiken ein.
○ nie 1
○ gelegentlich 2
○ oft 3

⓭ *Ich bin zufrieden mit dem, was ich habe.*
○ nie/selten 1
○ halbwegs 2
○ (fast) immer 3

⓮ *Ich kann mich sehr gut selbst motivieren.*
○ nein, ich brauche Vorgaben 1
○ manchmal 2
○ (fast) immer 3

⓯ *Ich erlebe das Gefühl der Zeitlosigkeit.*
○ nie 1
○ manchmal 2
○ sehr oft 3

⓰ *Ich habe ein Hobby, mit dem ich mich gern beschäftige.*
○ nein, ich habe kein Hobby 1
○ manchmal 2
○ intensiv 3

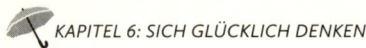

⑰ *Ich habe eine Vision, wie mein Leben in fünf Jahren aussehen wird.*
○ nein, keine Ahnung 1
○ halbwegs 2
○ klare Vision 3

⑱ *In meinem Leben fühle ich mich ...*
○ sehr abhängig 1
○ teilweise abhängig 2
○ total frei 3

⑲ *Einen Streit oder eine Auseinandersetzung kann ich auch schnell wieder vergessen.*
○ nie 1
○ selten 2
○ fast immer 3

⑳ *Ich verspüre das Gefühl von Weiterentwicklung und Wachstum.*
○ nie 1
○ manchmal 2
○ oft 3

㉑ *Ich lache ...*
○ nie/selten 1
○ manchmal 2
○ sehr oft 3

㉒ *Ich weiß genau, was ich will.*
○ keine Ahnung 1
○ meistens 2
○ habe klare Ziele 3

❷❸ Ich kann mich sehr gut auf eine Sache konzentrieren.
- ○ nie/selten 1
- ○ teilweise 2
- ○ immer 3

❷❹ Meine Aktivitäten betreffend bin ich:
- ○ faul/träge 1
- ○ manchmal aktiv 2
- ○ immer aktiv 3

❷❺ Ich glaube an einen höheren Sinn im Leben.
- ○ nein 1
- ○ teilweise 2
- ○ ja 3

❷❻ Zeiten des Alleinseins sind für mich ...
- ○ furchtbar beängstigend 1
- ○ teils/teils 2
- ○ oft genussvoll 3

❷❼ Ich habe echte Freunde, die ich auch nachts um Hilfe bitten könnte.
- ○ nein 1
- ○ eventuell 2
- ○ ganz sicher 3

❷❽ Ich kann gut schlafen.
- ○ nie/selten 1
- ○ meistens 2
- ○ immer 3

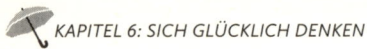

Ergebnis/Auswertung

Für jede angekreuzte Antwort erhalten Sie die bei dieser Antwort in Klammern angegebene Punktzahl. Addieren Sie Ihre einzelnen Punktzahlen. Hier finden Sie die Auswertung:

→ *70 bis 84 Punkte:* Ihr Gefühl dafür, was Sie glücklich macht, ist bereits ziemlich gut entwickelt. Wenn Sie Ihre Glücksfähigkeit noch weiter entfalten wollen, lohnt es sich, Ihre Testergebnisse noch einmal genauer anzuschauen. Dort, wo Sie weniger als drei Punkte erreicht haben, können Sie bei Ihrer Arbeit am Glück ansetzen – in Richtung Antwort 3.

→ *56 bis 69 Punkte:* Sie haben meist klare Vorstellungen davon, was Sie wirklich glücklich macht. Teilweise wirken in Ihnen aber noch alte Denkmuster, die Sie in Ihrer Glücksfähigkeit einschränken. Wenn Sie es schaffen, sich von diesen überholten Mustern zu lösen und sie durch neue Ideen ersetzen, die wirklich zu Ihrem Leben passen, werden Sie Ihre persönliche Glücksfähigkeit deutlich erweitern können. Am besten schauen Sie sich Ihre Testergebnisse noch einmal an. Überall dort, wo Sie eine geringe Punktzahl erreicht haben, können Sie mit der Arbeit an Ihrem Glück ansetzen. Die Richtung für die Verbesserung Ihrer Glücksfähigkeit gibt Ihnen jeweils die Antwort 2 und 3.

→ *28 bis 55 Punkte:* Ihre Glücksvorstellungen sind oft noch von Denk- und Verhaltensmustern bestimmt, die Sie irgendwann in Ihrem Leben erlernt haben. Lösen Sie sich von alten Mustern! Entwickeln Sie stattdessen neue Verhaltensmuster, die Ihre Glücksfähigkeit fördern. Die Richtung für Ihren persönlichen Glücksweg geben Ihnen jeweils die Antworten 2 und 3. Konzentrieren Sie sich bei Ihrer Arbeit an Ihrem persönlichen Glück jeweils auf ein Thema. Wenn Sie hier Fortschritte erkennen, wenden Sie sich dem nächsten Glücksthema zu, an dem Sie arbeiten möchten.

Glück kann man lernen

Glück ist kein Zufall, und es fällt auch nicht immer vom Himmel. Aber wir können lernen, uns glücklicher zu fühlen. Die meisten Menschen laufen mit einem chronischen Defizit an Glücksgefühlen durch ihr Leben. Doch Glück kann man trainieren. Die moderne neurobiologische Forschung zeigt: Wir können positive Gefühle selbst hervorrufen, indem wir unser Gehirn entsprechend anregen. Das gelingt nicht nur bei jungen Menschen, sondern die Glücksfähigkeit lässt sich noch bis ins hohe Alter steigern.

Doch was ist Glück allgemein? Und was ist Glücksfähigkeit? Gehört das Unglück nicht als fester Bestandteil zum menschlichen Leben, schicksalhaft und unabwendbar? Die Neurobiologen sagen entschieden Nein. Glück oder Unglück sind nicht genetisch festgelegt und nicht durch Schicksal vorbestimmt. Glück ist erlernbar. Die Glücksfähigkeit lässt sich trainieren, wie man seine Muskeln oder sein Gedächtnis trainiert.

Glück stärkt die Gesundheit

Natürlich ist Glück ein zerbrechlicher Zustand. Keiner lebt im Dauerglück. Glück als ständiges Leben im Schlaraffenland wäre wahrscheinlich für die Menschen unerträglich und ein Hindernis für ihre Persönlichkeitsentfaltung. Entwicklung braucht Widerstände. Belastungen in der Familie, im Freundeskreis und im Beruf gehören zum Leben. Jeder kennt die Wut im Bauch, die Last im Kreuz oder den Wunsch, aus der Haut zu fahren. Solche Redewendungen spiegeln wider, was in unserem Körper geschieht, wenn Stress uns bedrängt und uns alles zu viel wird.

Solange Zustände von Unbehagen vorübergehend auftreten, sind wir nicht krank, sondern eben nur derzeit unglücklich. Krankheit entsteht erst, wenn sich negativer Stress dauerhaft in uns festsetzt. Dazu sollten wir es möglichst nicht erst kommen lassen, sondern rechtzeitig Veränderungen zur Stressbekämpfung in unserem Leben vornehmen, soweit das irgendwie in unserer Hand liegt.

Wissenschaftliche Untersuchungen über die gesundheitlichen Folgen von Ärger haben zu eindrucksvollen Ergebnissen geführt. Sie zeigen, wie extrem schädlich sich negative Gedanken und Empfindungen unmittelbar auf unsere körperliche Gesundheit auswirken:

→ Negative Gefühle können dem Körper so stark zusetzen, dass sie ihn töten. Menschen, die dachten, dass sie sterben müssten, starben tatsächlich – obwohl die Diagnose auf einem Missverständnis beruhte.

→ Wer davon überzeugt ist, dass er schwer krank ist oder schlechte Heilungsaussichten hat, erkrankt stärker und hat schlechtere Heilungschancen.

→ Schlechte Gedanken und Gefühle blockieren im Gehirn die Wirkung der Glückshormone. Schmerz und Leid werden dann stärker empfunden.

→ Negative Gedanken und Ängste sind ansteckend und übertragen sich auf die Mitmenschen, wie die vielen Beispiele von Massenhysterien zeigen.

→ Sorgen, Angst und Ärger wirken sich negativ auf die Blutgerinnung und auch auf die Abwehrkräfte aus. Schlechte Gefühle verstärken die Neigung zu Thrombosen, behindern die Arbeit der Immunzellen und erhöhen damit das Infektionsrisiko.

→ Wer sich unzufrieden und niedergeschlagen fühlt, dessen Wunden heilen schlechter und langsamer.

Wo leben die Menschen am glücklichsten?

Glücksforscher haben vor wenigen Jahren eine Glücks-Welt-karte entwickelt. Sie versuchen auf diesem Wege herauszufin-den, in welchen Ländern die Menschen sich am glücklichsten fühlen und wo sie am unglücklichsten sind. Auf diese Weise hofft man, mehr über die Ursachen für ein glückliches Leben herauszufinden. Auf dieser Weltkarte des Glücks stehen die Länder Dänemark (1), Schweiz (2), Österreich (3), Island (4), Finnland (6), Schweden (7) an der Spitze der Glücksskala. Erst weit im Mittelfeld finden sich die USA (23), Deutschland (35), Frankreich (62). Weit abgeschlagen folgen China (82), Japan (90) und Indien (125). Deutschland erreicht etwa den gleichen Glücksrang wie Kolumbien, Honduras und Kuwait.[23] Wohl-stand ist demnach nicht die entscheidende Voraussetzung für Glück. Eher scheinen die sozialen Spielregeln der Gesellschaft eine Rolle zu spielen. Auffallend ist, dass alle skandinavischen Länder in der Spitzengruppe zu finden sind. Am unglück-lichsten scheinen die Menschen dort zu leben, wo Armut und Unfreiheit zugleich am größten sind.

Das wollte ich immer schon machen!

Unser Gehirn kann sich verändern, auch das Gehirn von Erwachsenen, von Lehrern und Führungskräften, selbst das von alten Leuten. Allerdings wird es anders genutzt werden müssen als bisher. Professor Gerald Hüther, namhafter Neu-robiologe an der Universität Göttingen, fragt: „Was müsste geschehen, damit die Menschen ihre Gedanken auf ganz neue Wege schicken und neue Vorstellungen entwickeln können über das, worauf es im Leben ankommt?" Die Hirnforscher

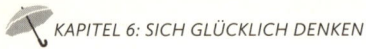

können diese Frage exakt beantworten, selbst wenn ihre Erkenntnisse im Grunde nur das bestätigen, was wir als Laien längst wissen: Es muss etwas geschehen, was uns in unserem Innersten berührt, uns wachrüttelt, eine alte Sehnsucht weckt, die uns längst abhandengekommen schien, weil sie in unserem Gehirn durch spätere Erfahrungen überlagert und verschüttet worden ist. Es geht darum, etwas wiederzufinden, was wir verloren haben: unsere Fähigkeit, die Welt mit den Augen des Kindes zu sehen, das wir einmal waren, frisch, neugierig, unverstellt von Vorurteilen und dem Kleister aus jahrzehntelang angesammelten Frustrationen. Vielleicht existiert da irgendwo tief in Ihrem Inneren der Wunsch: „Das wollte ich immer schon machen!" Leben Sie ihn!

Eine Frage der Sichtweise

Optimisten leben länger. Eine Reihe von Psychologen hat im Jahre 2000 an der Universität in Kentucky eine äußerst interessante Studie über das Altern und die Alzheimererkrankung erstellt. Dabei konnten sie auf kostbares Material in Gestalt von 70 Jahre alten Dokumenten zurückgreifen. Im Jahre 1930 waren 180 Frauen in einen Nonnenorden eingetreten und hatten ihr Gelübde abgelegt. Die Oberin des Ordens bat damals alle Novizinnen, einen Aufsatz über ihr Leben zu schreiben. Darin sollten vor allem Schlüsselerlebnisse aus ihrer Kindheit und der Schulzeit vorkommen, aber auch ihre Erwartungen an ihr künftiges Leben.

70 Jahre später werteten Forscher diese Aufsätze anhand von bestimmten Schlüsselbegriffen aus, die in den Texten vorkamen. Für positive Emotionen wählten sie zum Beispiel Begriffe wie Glück, Interesse, Liebe, Hoffnung und Dank-

barkeit. Für negative Emotionen wählten sie Worte wie Ärger, Trauer, Desinteresse, Angst und Scham. Dann teilten sie die damaligen Novizinnen in vier Gruppen ein: von der „fröhlichsten Gruppe" bis zur „unfröhlichsten". Anhand noch vorhandener Unterlagen half ihnen der Orden, die Nonnen aus der Studie aufzusuchen, die noch lebten. Aus der „fröhlichsten Gruppe" lebten von den inzwischen 85 Jahre alten Nonnen noch 90 Prozent; aus der „unfröhlichsten Gruppe" dagegen nur noch 34 Prozent. Im Alter von 94 Jahren lebten aus der „fröhlichsten Gruppe" immerhin noch 50 Prozent. Das bedeutet: Durchschnittlich jede zweite Nonne aus dieser Gruppe wird wahrscheinlich das Alter von 94 Jahren erreichen. Die Ergebnisse in den beiden „unfröhlichsten Gruppen" sahen sehr viel ungünstiger aus. In diesen beiden Gruppen wird rein statistisch nur jede siebte bis achte Nonne ein Alter von 94 Jahren erreichen.

Das Untersuchungsmaterial für diese berühmt gewordene Studie war ein ganz seltener Glücksfall. Denn alle Nonnen dieser Studie lebten unter gleichen Lebensbedingungen, im gleichen sozialen Umfeld, mit gleicher Ernährung, gleichem Tagesablauf und gleicher medizinischer Versorgung. Alle diese Faktoren konnten daher für die unterschiedlich lange Lebensdauer ausgeschlossen werden. Damit blieb außer genetischer Veranlagung und einigen wenigen anderen Faktoren als ausschlaggebender Unterschied: die positive oder negative Grundeinstellung zum Leben. Neun Jahre mehr Lebenszeit für die Optimisten, das ist beachtlich.[24]

Auf die Sichtweise kommt es an: Unsere Einstellungen zu Situationen, zu Gegebenheiten, Begegnungen, zu unserem Leben überhaupt – sie alle haben einen ganz wesentlichen Einfluss auf unser Glücklichsein. Einstellungen sind veränderbar. Wir können ein Glas Wasser als halb voll oder als halb leer betrachten. Die Sichtweise liegt an uns selbst. Die Psychologin und Glücksforscherin Heide-Marie Smolka schlägt ein kleines Experiment vor, mit dem man seine Einstellung zum Glück selbst überprüfen kann. Vollenden Sie einfach spontan und ohne erst lange zu überlegen diesen Satz: Die Welt ist voller...! Natürlich hängt es auch von der Tagesform ab, wie jemand antwortet, ob positiv oder negativ. Wer gerade frisch verliebt ist, wird antworten: Die Welt ist voller Glück oder voller Liebe. Wem gerade sein Geld gestohlen wurde, der wird negativ antworten, etwa so: Die Welt ist voller Kriminalität oder voll Verbrechen. Doch abgesehen von solchen aktuellen Befindlichkeiten zeigt diese kleine Übung häufig eine positive oder negative Grundeinstellung zum Leben. Ist sie negativ, so wird es Zeit, sie zu verändern, indem man sich in jeder unangenehmen Situation die positiven Seiten ins Bewusstsein rückt. Wenn Sie also wieder einmal im Stau stehen, könnten Sie sich bewusst machen, dass Ihr Schimpfen und Fluchen nichts bringt – außer Ärger und hohen Blutdruck. Die Situation lässt sich im Augenblick nicht verändern. Doch es bleibt Ihnen die Möglichkeit, das Beste daraus zu machen, indem Sie Ihre Aufmerksamkeit auf die positiven Aspekte richten: Wie könnten Sie die Zeit alternativ nutzen? Was können Sie aus der Situation lernen? Was könnten Sie in Zukunft anders machen?

In Situationen, an denen Sie nichts ändern können, werden Sie auf diese Weise mehr Gelassenheit entwickeln. Mit einiger Übung wird es Ihnen immer besser gelingen, das Gute zu sehen und das Beste daraus zu machen. Selbst Menschen, auf die Sie ärgerlich reagieren, können Sie so für sich selbst als „Lehrer der Geduld" akzeptieren. Die Situation selbst verändert sich dadurch nicht. Aber sie gewinnt einen Sinn, und es wird leichter, sie durchzustehen.

Sich an den kleinen Dingen freuen

Der Psychoanalytiker Erich Fromm erzählt die Geschichte einer Frau, die Erbsen aus ihren Hülsen gepellt hat und danach voller Begeisterung zu einem Bekannten sagt: „Ich habe heute zum ersten Mal gesehen, dass Erbsen rollen."

Für viele Menschen besteht das Leben aus ständigem Aufstieg, um auf noch höhere Gipfel zu gelangen. Gleichzeitig erleben sie das Gefühl als bedrückend, in der alltäglichen Routine zu ersticken. In Wirklichkeit ist nichts in unserem Leben gewöhnlich. Ganz gleich, ob wir Gemüse putzen, um eine Suppe daraus zu kochen, ob wir Wäsche waschen, unsere Wohnung reinigen oder gerade ein Buch schreiben. Alles ist gleich wichtig, alles hat für sich eine Bedeutung, egal ob sie als wichtig oder eher als nebensächlich empfunden wird. Thich Nhat Hanh, weltweit anerkannter Friedensaktivist und Meditationslehrer, schreibt in einem seiner Tagebücher: „Das Spülen und Kochen ist der Weg zur Buddhaschaft." Geboren werden, Sterben, Atem holen, ein Geburtstagsfest feiern, in die Frühlingssonne blinzeln, sich am Schnurren einer Katze freuen, das Herbstlaub im Park riechen, ein Gericht aus Wildkräutern kochen, mit Freunden essen, ein Gespräch führen mit jemandem, der einem nahesteht oder nicht – alles ist wichtig, wenn man das, was man gerade tut, aus ganzem Herzen tut.

Begeisterung ist die beste Nahrung fürs Gehirn

Begeisterung ist die beste Nahrung für das Gehirn. Das kennt jeder von uns: Wenn uns etwas wirklich wichtig ist, dann strengen wir uns an, um es zu erreichen. Dann richten wir unsere gesamte Aufmerksamkeit gebündelt auf dieses Ziel. Dann unterdrücken wir alle möglichen anderen Bedürfnisse, wir entwickeln Pläne und Strategien, um das, was uns so wichtig ist, auch wirklich zu erreichen. Und wenn das Ganze dann auch noch tatsächlich klappt, sind wir begeistert. Über uns selbst und über das, was wir erreicht haben, vielleicht auch noch über all die anderen, ohne deren Hilfe wir das alles nicht geschafft hätten. Eine ganze Fülle neuronaler Netzwerke wird in diesem Zustand der Begeisterung aktiviert. Immer dann, wenn wir uns für etwas so richtig begeistern, wenn uns etwas unter die Haut geht, wenn uns etwas besonders gut gelungen ist, wird in unserem Mittelhirn eine Gruppe von Nervenzellen aktiviert. Mithilfe moderner bildgebender Verfahren können die Forscher heute sehen, welche Zellgruppe bei welchen Eindrücken erregt wird. Die Zellen schütten dann an den Enden ihrer langen Fortsätze einen Cocktail von Nervenbotenstoffen aus: So entsteht Glücksgefühl.

Im Routinebetrieb der Pflichterfüllung, wenn wir eben nur mehr oder weniger lustlos funktionieren, vielleicht auch noch genervt abarbeiten, was anliegt, geschieht nichts dergleichen, sondern eben nur in diesem wunderbaren Zustand der Begeisterung.

Die Botenstoffe Adrenalin, Noradrenalin, Dopamin und noch andere lösen eine ganze Kaskade von Glückssignalen aus, die zwischen den Nervenzellen des Gehirns weitergeleitet werden. Das Interessante dabei ist: Die Nervenzellen beginnen daraufhin, neue Kontakte auszubilden. Auf diese Weise werden alle jene neuronalen Netzwerke ausgebildet, die im Hirn aktiviert wurden, um genau das zustande zu bringen, was uns so sehr begeistert hat. Unser Gehirn entwickelt sich so, wie wir es mit Begeisterung nutzen und wofür wir es nutzen.

Glücksfähigkeit in der Erziehung fördern

Wenn Begeisterung der beste Antrieb für das Gehirn zur Entwicklung von Glücksfähigkeit ist, dann wird es höchste Zeit, die Bedingungen, unter denen Menschen lernen, neu zu gestalten. Dann ist für eine Erziehung kein Raum mehr, die den Kindern nur totes Wissen von Dingen eintrichtert, die Kinder nicht interessieren, weil sie nicht zu ihrer Welt gehören. Dann gibt es auch keinen Raum mehr für eine jahrhundertelang praktizierte Schwarze Pädagogik aus Strafe, Stress, Manipulation und Langeweile, auch wenn sie noch immer durch unsere Schulen spukt.

Dressurmethoden, Konkurrenz schüren, Abhängigkeiten erzeugen, Hierarchien bauen, Karriereleitern aufstellen – das sind dann eindeutig nicht die geeigneten Methoden, unsere besten Fähigkeiten zu entfalten, weder in der häuslichen Erziehung noch im Umgang mit Kindern in der Schule oder unter Erwachsenen im Berufsleben. Ständig neue Regeln und Kontrollverfahren zu entwickeln, möglichst viel Druck zu erzeugen, das mag zwar kurzfristig noch funktionieren. Auf längere Sicht führen alle diese alten Verfahren nicht zum gewünschten Erfolg. Mit ihnen lässt sich nur erreichen, dass Erwachsene ebenso wie Kinder in die innere Emigration gehen, resignieren, geistig und psychisch ausbrennen und am Ende krank werden.

Mehr Wertschätzung wird notwendig sein, den anderen als einzigartige Persönlichkeit anzunehmen und eine neue Lernkultur miteinander zu entwickeln, in der Fehler als Lernchancen begriffen werden, in der Menschen ihre Erfahrungen miteinander austauschen und dabei innerlich wachsen.

Wenn Kreativität entstehen soll, wie das heute schon in nahezu allen Lebensbereichen unseres Kulturkreises eingefordert wird, dann muss man der Kreativität auch Raum zum Leben geben. Kreativität lässt sich nicht in einen Zeitplan pressen oder in Großraumbüros oder in laute Schulklassenzimmer einsperren. Sie entsteht nicht, indem man sein Hirn besonders anstrengt, um ein Problem zu lösen, sondern eher in entspanntem Zustand, spielerisch, träumend oder im Halbschlaf, beim Spazierengehen oder Meditieren – in Situationen frei von Druck und ohne gezielte Anstrengung, ganz federleicht, wie von selbst. Dabei ist Kreativität dennoch mit Arbeit verbunden, mit viel Disziplin und Durchhaltevermögen. Ein Werk kommt nicht ohne Anstrengung auf diese Welt. Aber es ist eine Anstrengung, die sich lohnt, denn sie ist selbst gewählt und von echter, wahrhaftiger Begeisterung getragen. Das ist der kleine, aber feine Unterschied zu lauwarmen Pflichtübungen.

An einzelnen Schulen in unserem Land lernen neuerdings Schülerinnen und Schüler Glück im Unterricht. So erprobt beispielsweise die Willy-Hellpach-Schule, Wirtschaftsgymnasium und Berufsschule in Heidelberg, unter wissenschaftlicher Begleitung der Pädagogischen Hochschule Heidelberg ein Modell „Glück als Unterrichtsfach". Mehr Schulen werden diesem Beispiel folgen. Lehrer werden ihre Begeisterung für das Unterrichten in einer die jungen Menschen akzeptierenden Umgebung neu entdecken, eine Begeisterung, die ihnen die Schulbürokratie scheinbar längst ausgetrieben hatte. Irgendwann wird die Hürde genommen sein, ein neuer Geist kann entstehen und der Augenblick kommen, in dem sich eine Schule voll Lebendigkeit durchsetzt. In der Friedensbewegung, in den Montagsdemonstrationen, die am Ende zur Wiedervereinigung führten, haben wir eindrucksvolle Beispiele dafür erlebt, wie schnell eine Bewegung so ungeheuer an Dynamik gewinnt, weil sie von der Begeisterung der Menschen getragen wird. Wir haben erlebt, dass die Begeisterung wie ein Frühjahrssturm alte, morsch gewordene Systeme einfach hinwegfegt, in Europa wie in Nordafrika. Allerdings setzt das mündige Menschen voraus, die ihre Ziele klar erkennen, Menschen die keiner Rattenfängermentalität mehr unterliegen, sondern selbst über die Richtung entscheiden, in die sie gehen wollen.

Was hindert uns eigentlich daran, unser Leben zum richtigen Zeitpunkt grundlegend zu verändern? Warum wursteln wir lieber immer so weiter wie bisher? Wovor haben wir denn eigentlich so große Angst? Und weshalb jagen wir uns gegenseitig immer wieder Angst ein? Was hindert uns daran, einander anders zu begegnen, respektvoller, annehmender vielleicht, freundlicher und liebevoller? Haben wir den Mut zum Aufbruch verloren? Wo sind unsere Träume, unsere Sehnsüchte geblieben? Können wir wieder Zugang zu ihnen finden? Unseren Mut wiedergewinnen?

Eine Möglichkeit wäre, anhand von Leitbildern die eigene Persönlichkeit zu entwickeln. Kinder – und manchmal eben auch Erwachsene – brauchen Vorbilder, an deren Interessen, Fähigkeiten und Haltungen sie sich orientieren können. Das müssten natürlich Menschen sein, die sie akzeptieren, schätzen und achten, mit denen sie sich emotional verbunden fühlen können.

Solche Leitbilder gibt es – noch immer. Meist sind es nicht die Mächtigen und die Glitzernden, die sich als Vorbilder eignen. Und manchmal muss man über die Grenzen des eigenen Kulturkreises hinausschauen, um sie zu finden: Menschen, die ihre Begeisterung mit großer Selbstverständlichkeit leben, ohne viel Aufhebens davon zu machen. Die kein Publikum, keine Bewunderer brauchen.

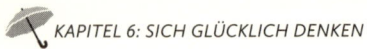

Glückliche Menschen leben selbstbestimmt: biografische Beispiele

Beispiele von glücklichen Menschen aus unterschiedlichen Kontinenten und mit unterschiedlichem beruflichen Hintergrund zeigen: Manchmal braucht es eine gehörige Portion Mut, neue Wege einzuschlagen. Bisweilen verlaufen diese Wege auch nicht geradlinig, sondern sie müssen immer wieder neu sondiert werden. Aber der Erfolg für diese Mühe ist ein Leben, das dauerhaft glücklich und zufrieden macht. Und: Das eigene Wohlbefinden ist Voraussetzung, um auch für andere Positives bewegen zu können.

Vom Waisenjungen zum Millionär: die Ökonomie des Genug

Als kleiner Junge wurde David Bussau von seiner Mutter vor der Tür eines neuseeländischen Waisenhauses abgestellt. Mit 15 Jahren verließ er das Heim. Mit 17 eröffnete David seinen ersten Hotdog-Stand. Mit 35 war er Multimillionär und Eigentümer eines äußerst erfolgreichen Bauunternehmens in Sydney. Bis hierhin gleicht sein Lebenslauf dem viel bewunderten „Vom-Tellerwäscher-zum-Millionär-Mythos". Richtig interessant wird erst, wie es in seinem Leben weiter ging: Irgendwann fiel ihm auf, dass er durch immer mehr Geld nicht zufriedener wurde. Er hatte einfach genug davon, und es machte keinen Sinn, noch mehr zu verdienen. Damit begann die Suche nach dem eigentlichen Auftrag seines Lebens. David Bussau half zunächst mit, die nordaustralische Stadt Darwin nach ihrer Verwüstung durch einen Zyklon wieder aufzubauen. Danach verbrachte er fünf Jahre in einem indonesischen Dorf, reparierte Brücken, lebte mit den Bauern und half ihnen, Häuser und Brunnen zu bauen. Doch letztlich musste er erkennen, dass er an der Lage der Menschen nichts Grundsätzliches ändern konnte: Die Menschen blieben arm.

Eines Tages lieh David einem Bauern 50 Dollar. Der Bauer wollte sich mit diesem Geld eine Nähmaschine kaufen, um sich eine neue Existenz als Schneider aufzubauen. Sobald er konnte, zahlte er David das Geld zurück. Diese Erfahrung brachte den erfolgreichen Ex-Unternehmer dazu, seinen richtigen Weg zu finden. Niemand schien besser geeignet als er, andere Kleinunternehmer zu unterstützen und ihnen so einen Weg aus der Armut zu weisen. In den folgenden 30 Jahren half David zusammen mit einem ständig wachsenden Team, für etwa drei Millionen Menschen eine Existenz aufzubauen. Daraus entstand die weltweit aktive Mikro-Finanzhilfe-Bewegung *Opportunity International*, zu deren prominentesten Vertretern der Volkswirtschaftsprofessor und Friedensnobelpreisträger Muhammad Yunus aus Bangladesch zählt. Die Bewegung wächst noch immer weiter. Davids Augen strahlen, sowie er von seinen Überzeugungen spricht: „Wenn du arm bist, hast du keine Wahlmöglichkeiten. Du bist ökonomisch entmachtet. Ich will Menschen zu der Fähigkeit verhelfen, wählen zu können. Denn das ist für die Entwicklung einer Person entscheidend."

Um etwas Sinnvolles in seinem Leben zu tun, braucht man nicht unbedingt ein prall gefülltes Bankkonto. Das folgende Beispiel zeigt, dass es sich auch ohne große Finanzreserven erfüllt leben und arbeiten lässt.

Die Ärztin, die ihren Beruf am liebsten überflüssig machen will

Mariana Galarza lebt in einem Dorf in der Nähe von Quito, der 2,5-Millionen-Einwohner-Metropole Ecuadors. Ihr Kindheitstraum, Ärztin zu werden, erfüllte sich beinahe problemlos. Dennoch geriet Mariana schnell in die Krise: Sie konnte nicht akzeptieren, dass sich die Medizin ausschließlich um Menschen kümmerte, die bereits krank waren, und ihnen oft lediglich hohe Medikamentendosen verabreichte. Häufig hatte sie das Gefühl, die Mediziner wollten die Menschen gar nicht langfristig heilen, sondern sie von Medikamenten und der nächsten ärztlichen Untersuchung abhängig machen. In den Krankenhäusern, an denen sie arbeitete, schien es immer wieder um eine kurzfristige Behandlung von Symptomen zu gehen, um eine Tablette hier und eine Spritze dort. Ihr Ziel dagegen war, Menschen langfristig zu heilen und vor allem gesunden Menschen zu helfen, gesund zu bleiben: Dieser Ansatz barg natürlich reichlich Konfliktstoff. Mariana kämpfte sich durch ihr Studium und sammelte Erfahrungen, aber nur, um möglichst bald Unabhängigkeit zu gewinnen. Sie eröffnete ein Gesundheitszentrum in ihrem Heimatort, gründete bald darauf die *Asociación Vivir* (Vereinigung Leben), um ihren Kindheitstraum einer ganzheitlichen Medizin in die Realität umzusetzen. Sie gab Tipps zu Bewegung, zur Bedeutung der Ernährung und zu den traditionellen Heilmethoden, die für die lokal auftretenden Krankheiten häufig die besten Lösungen boten. Sie schrieb Kochbücher und schuf einen ruhigen, ästhetisch schön gestalteten Massageraum in ihrem Zentrum.

Für Leistungen des Zentrums zahlen die Reichen etwas mehr, die Armen weniger. Alle bekommen aber die gleiche Aufmerksamkeit und Pflege. Mit ihrem inzwischen 14-köpfigen Team bietet sie überregional „Feste der Gesundheit" an, um mit den Menschen, die ihre Lebensgewohnheiten positiv verändert haben, deren gesundheitliche Fortschritte zu feiern. Eigentlich ist ihr Ziel, die Arbeit der Ärzte weitgehend überflüssig zu machen, so paradox das klingen mag. Ihr

Mann und ihre Tochter arbeiten mit in ihrer Organisation. Das nächste Ziel ist, biologische Lebensmittel anzubauen und damit die Gesundheit der Menschen weiter zu steigern. Das verdiente Geld fließt zum großen Teil in die Arbeit von *Vivir*. Mariana ist überzeugt: „Meine Vision hat mir die notwendige innere Kraft gegeben. Ich hätte nichts anderes tun können, weil ich mich sonst bereits zu Lebzeiten wie tot gefühlt hätte, wenn ich meine Lebensaufgabe verleugnet hätte."

Konkrete Tipps: Glücksdenken und Glückshandeln

→ Tun Sie das, was Sie schon immer tun wollten, aber nie getan haben! Leben Sie Ihren Wunsch!

→ Sehen Sie an jeder unangenehmen Situation in Ihrem Leben ab sofort immer die positive Seite! Machen Sie das Beste aus der Situation!

→ Freuen Sie sich an den kleinen Dingen in Ihrem Leben. Tun Sie das, was Sie gerade tun, aus ganzem Herzen!

→ Nutzen Sie die gewaltige Kraft Ihrer Begeisterung! Tun Sie Dinge, von denen Sie begeistert sind!

→ Tun Sie möglichst viele Dinge spielerisch, träumend, entspannt, frei von Druck und ohne gezielte Anstrengung!

→ Wählen Sie Ihre Ziele, die Sie verwirklichen wollen, möglichst selbst!

→ Gewinnen Sie wieder Zugang zu Ihren Träumen!

→ Finden Sie in festgefahrenen Situationen wieder den Mut zum Aufbruch!

→ Begegnen Sie sich und den Menschen in Ihrer Umgebung anders: liebevoller, freundlicher, annehmender.

→ Halten Sie nach Vorbildern Ausschau, an denen Sie sich orientieren können!

Schluss

Am Schluss des Buches angekommen, ist es Zeit zurückzuschauen, vielleicht auch einen Blick auf die Zukunft zu werfen: Wie können die Anregungen aus diesem Buch im eigenen Leben weiterwirken? Was habe ich bis jetzt schon erreicht? Welche der vier Säulen verwirkliche ich bereits? Wo möchte ich ansetzen, um künftig mehr Glücksfähigkeit in meinem Leben zuzulassen? Welche der vier Säulen will ich noch stärker in meinem alltäglichen Leben verankern? Wie kann ich dieses Ziel konkret erreichen?

Neues entwickelt sich am besten zur guten Gewohnheit, wenn es seinen Platz im normalen Tagesablauf erhält, wenn es dort zu einem festen Ritual wird. Dabei darf ruhig Freude auftauchen. Sie ist Belohnung für die Anstrengung, die man auf sich genommen hat. Glück, das beim Üben entsteht, erzeugt mehr Glück.

Ihre täglichen Übungen sollten nicht zum Stress werden. Weit mehr lohnt es sich, Dankbarkeit zu empfinden für ein glückliches und gesundes Leben, das Sie mithilfe der Übungen erhalten und zusätzlich noch verbessern können.

Jede der Übungen kann man allein durchführen. Wenn Sie Lust dazu haben, lohnt es sich aber auch mit anderen zusammen zu üben, mit Ihrer Partnerin oder Ihrem Partner oder mit Familienangehörigen oder guten Freunden. Gemeinsam am Glück bauen, schafft noch mehr Glück. Glück hat die Tendenz, sich immer weiter auszubreiten.

Anhang

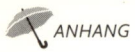

Zum Autor

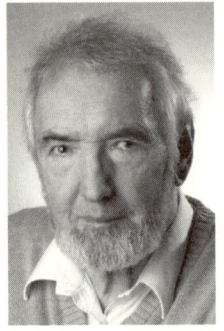

Dr. Günter Harnisch, geboren 1936, studierte Rechtswissenschaft, Pädagogik, Psychologie und Didaktik der deutschen Sprache. Als Therapeut arbeitete er mit Erwachsenen und Kindern und war Leiter der Gesellschaft für Traumforschung und -therapie. Harnisch war langjähriger Leiter des Arbeitskreises „gesund leben" und ist Experte auf dem Gebiet der Volksheilkunde. Rund vierzig, vielfach auch international erfolgreiche Bücher über Gesundheit und spirituelle Lebensführung wurden von ihm veröffentlicht. Er lebt auf einem Bauernhof im Münsterland und auf einer friesischen Insel.

Haben Sie Fragen an Dr. Günter Harnisch?
Anregungen zum Buch?
Erfahrungen, die Sie mit anderen teilen möchten?

Nutzen Sie unser Internetforum:
www.mankau-verlag.de/forum

Literaturangaben

Andersson, G.B.J.: **Epidemiological features of chronic low-back pain**, in: The Lancet. 1999; 354(9178): 581–585

Bandelow, B. / Zohar, J. / Hollander, E. / Kasper, S. / Möller, H.J.: **Leitlinien der World Federation of Societies of Biological Psychiatry (WFSBP) für die medikamentöse Behandlung von Angst-, Zwangs- und posttraumatischen Belastungsstörungen**, Stuttgart 2005

Bannert, M.: **Die Alzheimer-Jäger**, in: Scientia, zit. nach: www.bw-spion.de/themen/news/Die-Alzheimer-Jaeger/5697, abgefragt am 11.05.2014

Bartens, W.: **Körperglück. Wie gute Gefühle gesund machen**, München 2011

Baumann, N.: **Wunder-Tee gegen Alzheimer**, in: Ostsee-Zeitung, Extra Hochschule, vom 01.03.2010

Becker, R.O.: **Der Funke des Lebens. Elektrizität und Lebensenergie. Der Einfluss elektrischer Ströme und elektromagnetischer Felder auf unseren Körper – die Chancen der Energiemedizin und die Gefahren der elektromagnetischen Umweltverschmutzung**, 2. Auflage, Bern / München / Wien 1991

Berger, R.: **Die Kraft der körpereigenen Hormone nutzen. Gesund durch Serotonin, Melatonin, DHEA & Co**, Stuttgart 2005

Berres, I.: **Selbst leichte Bewegung verlängert das Leben**, Spiegel Online, vom 7.11.2012, http://www.spiegel.de/gesundheit/ernaehrung/sport-selbst-leichte-bewegung-steigert-die-lebenserwartung-deutlich-a-865592.html

Beyreuther, K. / Einhäupl, K.M. / Förstl, H. / Kurz, A. (Hrsg.): **Demenzen. Grundlagen und Klinik**, Stuttgart / New York 2002

Birkmayer, G.: **NADH – das Coenzym für das Gehirn**, München 1998

Braun von Gladiss, K.-H.: **Ganzheitliche Medizin**, Südergellersen 1991

Brenke, R.: **Therapie mit unspezifischen mechanischen Reizen – dargestellt am Beispiel einer Nadelreizmatte**, (1998), zit. nach: http://www.akumat.de/wirkungsweise.html, abgerufen am 29.11.2012

Brettschneider, E. / Löffler, C. / Römer, B.: **Alzheimer**, in: Quivive, 03.11.2010, 20.15 Uhr, rbb Fernsehen, zit. nach: rbbonline Archiv, http://www.rbbonline.de/quivive/archiv/quivive_am_03_11_2010, abgefragt am 05.11.2010

Brown, R. / Bottiglieri, T. / Colman, C.: **SAM-e. Stop Depression Now**, New York 2000

Bunner, S.: **Wenn die Seelen Trauer tragen. Wege aus der Depression**, in: BIO 1/2008, 83–92

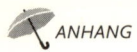

Cantoni, G. L.: **S-Adenosylmethionine; a new intermediate formed enzymatically from L-methionine and adenosintriphosphate**, in: J. Biol. Chem. 204, 1953, S. 403–416

Cassidy, J.D./Carroll, L.J./Côté, P: **The Saskatchewan health and back pain survey: the prevalence of low back pain and related disability in Saskatchewan adults**, in: Spine. 1998; 23(15): 1689–1698./23(17):1860–1866 [PubMed]

Chang, D.: **Das große Buch der Massagetechniken**, München 2009

Dahlke, R.: **Schlaf – die bessere Hälfte des Lebens. Sleeping Wellness für moderne Menschen**, 2. Auflage, München 2005

Dahlke, R.: **Serotonin und Lebensstimmung**, Sonderdruck Dahlke-Info Nr. 8/2007, www.dahlke.at

Ehlers, R.: **Meine Wandlung zum Fakir**, http://www.readers-edition.de/2010/02/26/meine-wandlung-zum-fakir/

Faust, V.: **Pflanzenheilmittel und seelische Störungen. Eine allgemeinverständliche Einführung in die Behandlung mit Baldrian, Ginkgo biloba, Hopfen, Johanniskraut, Kava-Kava, Melisse, Passionsblume u.a.**, Stuttgart 2000

Fava, M. / Fianelli, A. / Rapisarda, V. / Patralia, A. / Guaraldi, G.P.: **Rapidity of Onset of the Antidepressant Effect of Paranteral S-Adenolyl-L-Methionine**, in: Psychiatry Research 56 (3), 28.4.1995: S. 295–297

Fejer, R. / Kyvik, K.O. / Hartvigsen, J.: **The prevalence of neck pain in the world population: a systematic critical review of the literature**, in: European Spine Journal. 2006; 15(6): 834–848. [PMC free article] [PubMed]

Flöttmann, H.B.: **Angst – Ursprung und Überwindung**, 5. Auflage, Stuttgart 2005

Förstl, H. / Kleinschmidt, C.: **Das Anti-Alzheimer-Buch. Ängste, Fakten, Präventionsmöglichkeiten**, München 2009

Fricke, U. (Hrsg.): **Heilen mit Vitalstoffen**, Bonn 2007

Fritz-Schubert, E.: **Schulfach Glück. Wie ein neues Fach die Schule verändert**, Freiburg / Basel / Wien 2012

Grönemeyer, D.: **Medizin ohne Scheuklappen**, in: Prisma 30/2013

Guez, M. / Hildingsson, C. / Stegmayr, B. / Toolanen, G.: **Chronic neck pain of traumatic and non-traumatic origin: a population-based study**, in: Acta Orthopaedica Scandinavica. 2003; 74(5): 576–579 [PubMed]

Hafenmayer, J. und W.: **Die Zukunftsmacher. Eine Reise zu Menschen, die die Welt verändern – und was Sie von ihnen lernen können**, 2. Auflage, München 2011

Hamm, M.: **Food Medizin. Was uns schützt und was uns schadet**, Stuttgart 2009

Harnisch, G.: **Alternative Heilmittel für die Seele. Selbsthilfe bei depressiven Verstimmungen, Schlafstörungen und nervöser Erschöpfung**, 2. Auflage, Hannover 2010

Harnisch, G.: **Das große Jungbrunnen-Programm. Lebenskraft für hundert Jahre**, Bietigheim 2006

Harnisch, G.: **Die Entgiftungsmassage mit Honig. Altes russisches Heilwissen neu entdeckt – leicht anzuwenden**, Bietigheim 2000

Harnisch, G.: **Elektroakupunktur für den Hausgebrauch und für die therapeutische Praxis**, Bietigheim 2001

Harnisch, G.: **Für eine Sache brennen. Ohne Leidenschaft ist das Leben wie lauwarme Suppe**, in: Natur & Heilen, 6/2011, S. 46–51

Harnisch, G.: **Griechisches Eisenkraut. Heilung fürs Gehirn: Hilft bei Angst, Alzheimer, ADHS, Depressionen und Schlafstörungen**, Kirchzarten bei Freiburg 2012

Harnisch, G.: **Selbstheilung durch Entgiften. Wirksame Tipps für Gesundheit und Lebensfreude bis ins hohe Alter**, Bietigheim 2004

Harnisch, G.: **Sieben Tage Achtsamkeit. Langsam werden – Klarheit finden**, Freiburg / Basel / Wien 2005

Hillman, M. / Wright, A. / Rajaratnam, G. / Tennant, A. / Chamberlain, M.A.: **Prevalence of low back pain in the community: implications for service provision in Bradford, UK**, in: Journal of Epidemiology and Community Health. 1996; 50(3): 347–352. [PMC free article] [PubMed]

Hohmann, C. / Ullrich, I./Lauche, R. / Choi, K.-E. / Lüdtke, R. / Rolke, R. / Cramer, H. / Saha,f. J. / Rampp, T. / Michalsen, A. / Langhorst, J. / Dobos, G. / Musial,f.: **The Benefit of a Mechanical Needle Stimulation Pad in Patients with Chronic Neck and Lower Back Pain: Two Randomized Controlled Pilot Studies**, in: Evid. Based Complement. Alternat. Med. 2012: 753583

Holick, M.f.: **Schützendes Sonnenlicht. Die heilsamen Kräfte der Sonne**, Heidelberg 2005

Hontschik, B.: **Körper, Seele, Mensch. Versuch über die Kunst des Heilens**, Frankfurt a. M. 2006

Horbach, W.: **77 Wege zum Glück**, München 2008

Hüther, G.: **Was wir sind und was wir sein könnten. Ein neurobiologischer Mutmacher**, Frankfurt a. M. 2011

IBAM GbR: News, forum.csn-deutschland./de/viewtopic.php?f=78&t=18744, abgefragt am 11.05.2014

Jänig, W.: **Neurobiologische Grundlagen von Reflextherapien in der Naturheilkunde**, in: Bühring, M. / Kremer,f.H. (Hrsg.): **Naturheilverfahren und**

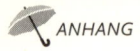

Unkonventionelle Medizinische Richtungen, 2. Auflage, Berlin / Heidelberg 2005, S. 1-104

Kapfhammer, H.-P.: **Angststörungen**, in: Möller, H.-J. / Laux, G. / Kapfhammer, H.-P. (Hrsg.): Psychiatrie und Psychotherapie, 2. Auflage, Berlin / Heidelberg 2003, S. 185ff.

Karstädt, U.: **Entgiften statt vergiften**, London 2007

Kjellgren, A. / Erdefelt, K. / Werngren, L. / Norlander, T.: **Does relaxation on a bed of nails (spike Mat) induce beneficial effects? A randomized controlled pilot study**, in: Alternative Medicine Studies, Vol. 1, No 1 (2011), zit. nach: www.pagepress.org/journals/index.php/ams/article/view/ams.2011.e5/html_94 abgefragt am 11.05.2014

Klein, T.: **Sonnenlicht – Das größte Gesundheitsgeheimnis. Sonnenmangel und seine schwerwiegenden Folgen**, Dresden 2010

Knörle, R. / Schnierle, P.: **Extrakte aus Sideritis ssp. (griechischer Bergtee): Innovative zentral aktive Pflanzenextrakte mit breitem Wirkprofil**, ibam.de/pics/Poster-Wolznach-2009.pdf, abgefragt am 01.02.2012

Kuhne, L.: **Die Neue Heilwissenschaft**, Leipzig 1896, Nachdruck: 5. Auflage, Bietigheim 1998

Leibold, G.: **Serotonin bei Depressionen und Angstzuständen**, in: Natur & Heilen 10/2000, S. 40–45

Lown, B: **Die verlorene Kunst des Heilens. Anstiftung zum Umdenken**, Stuttgart 2002

Ohne Verfasser: **Alzheimer und Demenz. Synaptische Übertragung von Nervenimpulsen**, www.//medizininfo.de/kopfundseele/alzheimer/synaptische_uebertragung.shtml, abgerufen am 12.05.2014

Ohne Verfasser: http://talkingfood.de/ernaehrungswissen/gesunde_ernaehrung, abgefragt am 31.01.2012

Ohne Verfasser: http://tinkturen-selbst gemacht.de/rezepte/tinktur-grundrezept.htm, abgerufen am 10.03.2012

Ohne Verfasser: http://www.fitforfun.de/beauty-wellness/gesundheit/ausprobiert-yantramatte-entspannung-auf-den-punkt-gebracht-_aid_8790.html

Ohne Verfasser: http://www.ugb.de/fussreflexzonen/fussreflexzonen-massage-technik, abgerufen am 16.12.2012

Ohne Verfasser: **Immer häufiger Frührente wegen Depression oder Angst**. www.t-online.de/wirtschaft/altersvorsorge/id_50680336/erwerbsminderungsrente-immer-haeufiger-fruehrente-wegen-depression.hmtl, abgerufen am 12.05.2014

Ohne Verfasser: **Umfrage des Marktforschungsinstituts GfK vom 11.02.2009**, http://de.Statista.com/statistik/daten/3799/umfrage/furcht-vor-dem-alter/#stat, abgefragt am 3.02.2012

Olsson, E.M.G. / von Schéele, B.: **Relaxing on a bed of nails: an exploratory study of the effects on the autonomic, cardiovascular, and respiratory systems, and saliva cortisol**, in: Journal of Alternative and Complementary Medicine. 2011; 17(1):5–12

Pahnke, J. / Krohn, M. / Scheffler, K.: **Die Funktion der Blut-Hirn-Schranke für die Pathogenese der Alzheimer-Demenz – Implikationen für immunologische Therapien zur Plaqueauflösung**, in: Fortschr Neurol Psychiatr 2009; 77 (Suppl.1): S. 521–524

Pies, J.: **SAM. Die körpereigene Substanz gegen Depressionen, Arthrose, Lebererkrankungen**, Kirchzarten bei Freiburg 2006

Pilcher, H: **The science of voodoo: When mind attacks body**, in: New Scientist 2009; 2708:30

Pohl, J.: **Akupressur mit der Yantramatte**, in: Paracelsus Magazin, Heft 2/2009, zit. nach: http://www.paracelsus-magazin.de/alle-ausgaben/2-heft-022009/31-akupressur-mit-der-yantramatte.html, abgerufen am 2.12.2012

Preuk, M.: **Sport verlängert das Leben um sechs Jahre**, Focus Online vom 15.05.2012, www.focus.de/gesundheit/gesundleben/fitness/news/lebenserwartung-sport-verlängert-das-leben-um-sechs-jahre_aid_750707.html

Roman, J.: **Mechanical Skin Stimulation for Self-help Reflexo-therapy**, Healself Network, July 1997

Schönfelder, P. und I.: **Der Kosmos-Heilpflanzenführer. Europäische Heil- und Giftpflanzen; mit Zusatzkapitel: Heilpflanzen anwenden**, 5. Auflage, Stuttgart 1991

Schwarz, G.: **Pflanzen für die Psyche. Seelische Balance durch pflanzliche Heilmittel. Angst lösen, Depressionen lindern, Schlaf fördern**, Weyarn 2000

Seligman, M.E.P.: **Der Glücks-Faktor. Warum Optimisten länger leben**, 8. Auflage, Köln 2011

Servan-Schreiber, D.: **Die neue Medizin der Emotionen. Stress, Angst, Depression: Gesund werden ohne Medikamente**, München 2004

Smolka, H.-M.: **Mein Glücks-Trainings-Buch**, Knaur Verlag, München 2011

Sörensen, A.: **Entspannung auf den Punkt gebracht**, in: Fit For Fun 2009

Tagliabue, J.: **A Bed Where Comfort Is Not the Point**, in New York Times, vom 24. 11.2009, http://www.nytimes.com/2009/11/25/world/europe/25stockholm.html

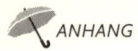

Taubert, K.: **Kann denn Sonne Sünde sein?** In: Natur & Heilen 07/2013, 22–31

Tepper, R. / Neri, A. / Kaufman, H. / Schoenfeld, A. / Ovadia, J.: **Menopausal hot flushes and plasma beta-endorphin**, in: Obst. Gynecol. 70(2): 150-2, 1987

Völker, M.: **Das Serotonin-Mangel-Syndrom**, in: Natur & Heilen, 10/2011, S. 26

Zilberter, T. / Roman, J.: **Reflexo-therapy with mechanical skin stimulation: pilot study. Proceedings of the Symposium on Integrative Medicine**; May, 1999; New York, NY, USA. Omega Institute

Zilberter, T.: **Reflexo-therapy.** From Kuznetsov's Applicator to Shakti Mat, 2010

Zittlau, J.: **Lebensfreude und Gesundheit durch Johanniskraut. Die Heilpflanze bei Depressionen, Schlafstörungen und Nervosität nutzen. Mit Rezepten zur Stärkung des Herzens und zur Behandlung von Verletzungen**, 3. Auflage, München 1997

Zulley, J.: **Mein Buch vom guten Schlaf. Endlich wieder richtig schlafen**, München 2010

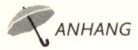

Anmerkungen/Fußnoten

1) Grönemeyer 2013
2) Völker 2011
3) Völker a.a.O.
4) So Professor Dr. Marianne Leuzinger-Bohleber, geschäfts-führende Direktorin des Sigmund-Freud-Instituts in Frankfurt, in einem Interview mit der Zeitschrift BIO (1/2008, S. 86)
5) Becker 1991
6) So das Ergebnis der ersten gesamtdeutschen Ernährungs-studie, herausgegeben von der Bundesforschungsanstalt für Ernährung (Westfälische Nachrichten vom 31.01.2008)
7) Karstädt 2007, S. 15
8) Z.B. Aminas, TAKEme und Inka Gold. Informationen über Bezugsquellen finden sich im Internet unter diesen Such-wörtern.
9) Zit. n. Pütz 1996
10) Leibold 2000
11) Tagliabue 2009
12) Hohmann et al. 2012
13) Kjellgren et al. 2011
14) http://www.youtube.com/watch?v=wBnKh1bY-ko (abgeru-fen am 25.11.2012)
15) Breuke 1998
16) Taubert 2013
17) Klein 2010; Taubert 2013
18) Kuhne 1896 (Nachdruck 1998)
19) Holick 2005
20) Berres 2012; Preuk 2012
21) Müller-Wohlfahrt 2003, S. 138

22) Dieser Test geht auf Horbach 2008, S. 22ff. zurück, ist hier allerdings in Inhalt, Zielrichtung und Ergebnisbewertung wesentlich verändert worden. Er dient in diesem Buch nicht dazu, die Glücksfähigkeit zu messen, sondern will den Leserinnen und Lesern dabei helfen zu erkennen, in welche Richtung sie ihre eigene Glücksfähigkeit weiterentwickeln können.

23) Adrian White, University of Leicester, 2006, zitiert nach Horbach 2008, S. 164

24) Danner/Snowdon/Friesen/University of Kentucky, 2000, zitiert nach Horbach 2008, S. 74; Seligman 2011, S. 19ff.

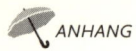

Stichwortregister

A

ADHS (Aufmerksamkeits-
defizit-/Hyperaktivitäts-
störung) 23, 44, 46
Adrenalin 18, 102
Akupressur ..... 52, 57f., **60ff.**
Akupressurmatte .... 52ff.
Alkohol 23, 25, 84
Alzheimerdemenz 16, 40
42ff., 98
Amaranth .... 28, 31ff.
Arteriosklerose 74, 79
Aufmerksamkeitsdefizit-/
Hyperaktivitätsstörung
(ADHS) 23, 44, 46

B

Ballaststoffe 37
Begeisterung 101ff., 109
Bewegung .... 65ff., 70ff.
Bewegungsmangel .... 72f.
Bewegungs-
programm 75, 81
Blut 14f., 74, 96
Blutfettwerte 18, 74
Blutgefäßsystem 15, 72, 74
79
Blut-Hirn-Schranke 36
Botenstoffe **14ff.**, 45, 102

C

Cholesterin 74

D

Demenz 39f., 42, 45
47
Depressionen 14f., 19f., 40f.
71, 83,

E

Elektrosmog .... 21f.
Endorphine 18, 62
Entspannung 18, **57f.**, 60
62, 85
Enzyme 22, 32
Erziehung .... 103ff.
Essstörungen 14f., 25

F

Fast Food 23, 25, 33
Fettleibigkeit 23, 72
Fingerakupressur 64
Fitness 57, 59
Freude 75f., 111

G

Gedanken .... 63, 96f.
Gehirn .... **14ff.**, 36f., 40ff.
73f., 96f., 101ff.

Gehirnstoffwechsel .... 14f.
Gehmeditation .... 76, 79ff.
Gelassenheit 20, 64, 80
83, 100
Gesundheit .... 52f., 65ff., 95f.
Giftbelastung 23
Glücksdenken .... 87ff.
Glücksfähigkeit 27, 39, 48
65f., **88ff.**, 103ff.
Glückshandeln 109
Glücksnahrung .... 27ff.
Griechisches
Eisenkraut .... 40ff.

H

Haut .... 19, **51ff.**, 67ff.
Hunger .... 29, 34f.

I

Inkakost .... 28ff.
Inlineskating 78

J

Joggen 78
Jo-Jo-Effekt 35

K

Kinder .... 103ff.
Kneipp, Sebastian 67

L

Lebenserwartung 73

Leistungsdruck 19
Licht .... 15, **65ff.**

M

Massage 52
Meditation 55, 79f., 85
101
Melatonin 16
Meridiane .... 60f.
Multitasking 20
Mut .... 105f.

N

Naturheilkunde 8, 41
Naturmedizin 41ff., 69
Nerven 15f., 45, 102
Nervensignale 16, 45
Neurotransmitter 45

O

Organismus 18, 21ff., 74
82
Oxytocin 58

Q

Quinoa .... 28, **30**, 32ff.

R

Radfahren 77
Reizüberflutung .... 19f.
REM-Phase .... 82f.
Ruhe 65, 68, 82

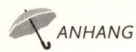

S

Schadstoffe .... 19, 21f.
Schlaf .... 16, **82ff.**
Schlafhormon 16
Schlafhygiene 83
Schlafstörungen 23, 33, 48
52, 57, 73
Schwermetall-
belastung .... 21, 23f.
Schwimmen 77
Serotoninmangel **13ff.**, 46
53
Serotoninspiegel **14f.**, 27
Skilanglauf 78
Sonnenlicht .... 65ff.
Sport .... 59, **76ff.**, 83f.
Stress 14ff., **18ff.**, 73
95f.
Stresshormone 18, 79
Suchtverhalten 14
Synapse 16f., 45

T

TCM 60, 63
Tee 39ff., 49
Tryptophan 36

U

UV-Licht .... 67f.

W

Walking 76

Wellness .... 20, **59f.**
Wertschätzung 103
Winterdepression ... 33, 53, 81

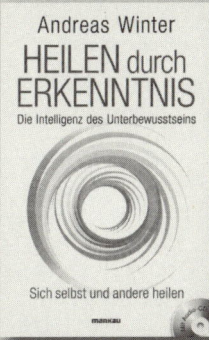

Andreas Winter

HEILEN DURCH ERKENNTNIS

Die Intelligenz des Unterbewusstseins. Sich selbst und andere heilen. Mit Audio-CD

17,95 € (D) / 18,50 € (A)
ISBN 978-3-938396-68-1

„Der Autor erläutert auf unterhaltsame Weise, wie Symptome von leichten Kopfschmerzen und Verspannungen bis zu Morbus Crohn und Allergien entstehen – nämlich als manifestierte Traumatisierungen eines hilflosen Kleinkindes. Zudem will er dem Leser / der Leserin durch eine geführte Begleitung auf der beiliegenden Audio-CD ermöglichen, sich selbst – und auch andere – von diesen Symptomen zu heilen.“
INTUITION Hamburg

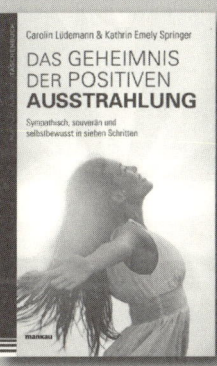

Carolin Lüdemann / Kathrin Emely Springer

DAS GEHEIMNIS DER POSITIVEN AUSSTRAHLUNG

Sympathisch, souverän und selbstbewusst in sieben Schritten

9,95 € (D) / 10,30 € (A)
ISBN 978-3-86374-156-3

„Mit eindrucksvollen Beispielen aus der Beratungspraxis und einfachen Übungen zeigt ‚Das Geheimnis der positiven Ausstrahlung‘, dass hier kein esoterisches Wissen oder etwa magische Manipulation nötig ist. Entscheidend ist, mit den eigenen Stärken und auch Schwächen so souverän umgehen zu lernen, dass sie sympathisch wirken und auch andere in ihren Bann ziehen.“
Wochenblatt – Die Zeitung der Kanarischen Inseln

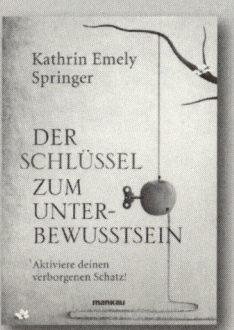

Kathrin Emely Springer

DER SCHLÜSSEL ZUM UNTERBEWUSSTSEIN

Aktiviere deinen verborgenen Schatz!

12,95 € (D) / 13,40 € (A)
ISBN 978-3-938396-41-4

„Die Diplom-Psychologin und Kinesiologin Kathrin Emely Springer (...) hat einen kurzweiligen Leitfaden verfasst, in dem sie die Lebensgesetze erklären und zeigen will, wie kraftvoll Gedanken sein können. (...) Die Tipps und Leitsätze sind leicht verständlich formuliert und zum Teil auch psychologisch fundiert und daher sehr gut nachvollziehbar.“
Die Rheinpfalz / Beilage „Gesundheit & Wohlbefinden“

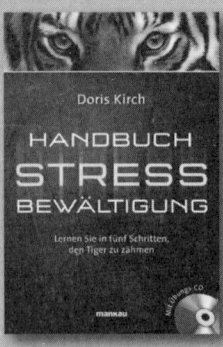

Doris Kirch
HANDBUCH STRESSBEWÄLTIGUNG
Lernen Sie in fünf Schritten, den Tiger zu zähmen
Mit Übungs-CD

19,95 € (D) / 20,60 € (A)
ISBN 978-3-938396-34-6

„Das Buch ist prall gefüllt mit Wissen und Erfahrung. Beispiele aus dem Alltag gehen hier Hand in Hand mit aktuellen Forschungsergebnissen und Veröffentlichungen. Doris Kirch stellt diese Inhalte jedoch so lebendig dar, dass sich das Buch trotz der hohen Informationsdichte sehr flüssig liest. (...) Sowohl für Einsteiger als auch für erfahrene Leser geeignet. (...) Das Wissen, das die Autorin an ihre Leser weitergibt, beruht auf 20 Jahren Erfahrung mit Stressbewältigung – eine Expertise, die man dem Buch anmerkt. Absolut empfehlenswert!" managerSeminare

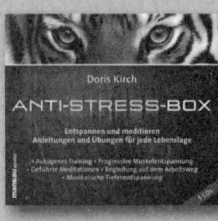

Doris Kirch
ANTI-STRESS-BOX
Entspannen und meditieren
Anleitungen und Übungen für jede Lebenslage

UVP 29,95 €
5 Audio-CDs, ca. 277 Min.
ISBN 978-3-938396-40-7

„Gut nachvollziehbare Anleitungen und die angenehme Stimme von Doris Kirch machen dem Stress schnell den Garaus." Hannoversche Allgemeine Zeitung

„Auftanken, entspannen, zur Ruhe kommen, Sand unter den Füßen spüren ... Urlaubsgefühl. Das kann man jeden Tag genießen: mit den Meditationen von Doris Kirch (...) – locker bleiben kann gelernt werden." praxis+recht

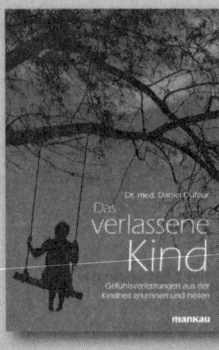

Dr. med. Daniel Dufour
DAS VERLASSENE KIND
Gefühlsverletzungen aus der Kindheit erkennen und heilen

14,95 € (D) / 15,40 € (A)
ISBN 978-3-86374-047-4

„Viele Leser werden sich in den zahlreichen anschaulichen Fallbeispielen Dufours wiederfinden und ihre eigene Lebensgeschichte mit anderen Augen betrachten." Newsage

„Es ist ein wichtiges Buch für Betroffene und Therapeuten, weil es wie kein zweites den betroffenen Menschen zum allein Verantwortlichen erklärt und nicht den allwissenden Therapeuten und die Diagnose in den Mittelpunkt stellt." Connection Special

---

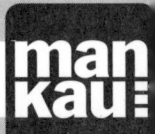